レーネ・ホレンナー◉著

公益財団法人日本訪問看護財団◉監訳

髙波千代子◉訳

ラーズ・ホレンナー・アペル◉原著英訳協力

# 高齢者の機能維持・向上をめざす看護ケア

＊＊＊＊＊＊＊＊＊

施設・在宅における
リハビリテーション看護
の実践

中央法規

# 発刊に添えて

**わが国のケアや教育の現場に根差したリハビリテーション看護の必読書です**

　振り返ると，1988年12月に，デンマークのコペンハーゲン市で在宅ケアを統括されていたレーネ・ホレンナー（Lene Hollænder）さんが初めて来日された折に，私は日本看護協会でお会いしました。その際，デンマークでは「24時間在宅ケア法」のもとに看護師がケアマネジメントを行い，看護・介護を一体的に提供している話をうかがいました。わが国では，当時，訪問看護ステーションを創設するためのモデル事業に取り掛かろうとしていたときで，めざすべき姿を教えていただきました。

　その後，レーネさんとは，デンマークへの視察研修，当財団の訪問看護交流会の招聘講演，当財団立訪問看護ステーション訪問看護師との同行訪問や意見交換などの交流を続けてきました。

　レーネさんは，山梨県看護協会名誉会長であった故・望月弘子氏との親交が厚く，山梨県甲府市内のデイサービスセンターでコンサルテーションをされていました。いつもレーネさんは，利用者の希望と意思を尊重して本人ができることに働きかけ，ケア従事者を指導されていました。英語のわからない高齢者でも，レーネさんに会うと満面の笑顔でハグする姿は，本当に感動的でした。

　また，レーネさんは毎年，香川県のリハビリテーション病院でもコンサルテーションをされてきました。さらに，北海道の看護大学では8年間，毎年3カ月ほど滞在して看護学生を指導されていました。2017年3月に退官されるまでに，学生たちはどれほど多くの学びを得たことでしょう。


　今から10年ほど前，私は来日されていたレーネさんにお声がけして，当財団立あすか山訪問看護ステーションの訪問看護に同行していただいたことがありました。

　訪問先は，パーキンソン病を発症した60代の女性でした。彼女は嚥下障害から胃ろうを造設しており，浅い呼吸や喘鳴を伴う呼吸困難と痰の吸引も必要な状態でふさぎがちになっていました。70代の夫は仕事を退職して妻の介護に専念さ

れていました。

　レーネさんは部屋に入ると，ベッド上に横になったままの女性を目にした途端，私たちに問いました。「なぜ，彼女は寝たままなのですか。まだ明るい日中なのに」。寝たきりである必要があるのか，という問いでした。レーネさんは「さあ，起き上がってください」と，直接彼女に笑顔を向けて声をかけ，ベッドの脇にゆっくりと座らせました。すると，つい先ほどまで「呼吸が苦しい」と訴えていた女性がシャキッと背筋を伸ばし，レーネさんと目を合わせて会話を始めたのです。

　始まった会話は，訪問看護師と利用者というよりも，同世代の女性二人が初対面でおしゃべりを楽しんでいる，そのような内容でした。

　「若いときはどんなことをされていたのですか？」「どんな趣味をおもちですか？」「ご自身が幸せだと感じる瞬間はどんなときですか？」

　そしてレーネさんは，私たちが訪問看護を提供しているなかでは知ることのなかった陶芸の趣味を，女性から聞き出したのです。夫が隣の部屋から持ってきた箱を開けると，そこにはご自身が制作された七宝焼のブローチがたくさん詰め込まれていました。そして，彼女は誇らしげにレーネさんにこう言いました。「おひとつお持ちください。私からのプレゼントです」。気がつけば，喘鳴もなくなっていました。

　それは，人と人の関係性が築かれた瞬間のようにも見えました。私たちが訪問看護師として築いてきた関係性と比較したとき，その違いに大きな衝撃を受けたものです。

　またこのとき，もう一つ，私たちの気づきとなったエピソードが起こりました。

　寝たまま過ごしていた女性が起き上がった際に，髪の乱れに気づいた夫が髪をブラシでとかそうとしたそのときです。レーネさんは夫に駆け寄り，夫の手からブラシを勢いよく取り上げ，「髪をとくのはご本人です。あなたがして差し上げる必要はありません」と言って，笑顔とともにそのブラシをゆっくりと女性の手に預けました。そのときの女性の表情の変化を，私たちは今も忘れることができません。

　本人の主体性とともに，個人のセルフケア能力を維持することがQOLの維持・向上につながるのです。丁寧にケアを尽くすことが悪いことではありませんが，より良く生きたいと願う本人に提供する支援とはどういうものか，その本質を考

える必要があるでしょう。

　そしてレーネさんは、ご本人とご家族とのやり取りを終えた後、看護師の私たちに向かって、「彼女にプロテインは処方されているのですか」と尋ねました。見た限り、女性が痩せすぎている。安全に歩行できないのは当たり前であり、筋肉をつけるためにプロテインは必須だろうと。デンマークではプロテインが病院から処方されるのだというのです。加えて、レーネさんは部屋の床周囲から廊下に向けて目をやり、足をひっかける危険性のあるものは事前に取り除いておく必要があると話しました。レーネさんは、パーキンソン病の寝たままの女性が立って歩くことを前提にこの部屋を見ていたのです。

　訪問看護の際には、女性の不安や痛み、パニック症状をどのように医学的に軽減するかが主となり、安全を重視するため彼女がベッドから出て歩くことなど考えていませんでした。生き生きとした姿を見せてくれた女性の変化は、私にとって目からうろこでした。たった一度の訪問で、夫を含め、その場にいた全員の認識が転換したといっても言い過ぎではありません。

　自宅でその人らしい生涯をまっとうするためにはどうあるべきか。その視点を訪問看護師がもち続けることが、利用者の在宅生活の質を維持することにつながります。このことは、いまだに私たちの心に残り続けるエピソードとなっています。


　今、デンマークの在院日数は平均3.3日と短いです。病診連携と、何よりも充実した24時間在宅ケアがそれを可能にしている話を聞いて、リハビリテーションの理念に沿った訪問看護等在宅ケアの拡充がますます重要と感じています。

　本書は、レーネさんがコンサルテーションの実践を通して、「高齢者が幸せになるために看護が何をすべきかを伝えたい」という強い信念に基づき書かれています。それは私たちが他職種に任せがちな「リハビリテーション看護」そのものです。「あらゆる動作をトレーニングに」との言葉も印象的で、本人のもつ心身の力を見つけて発揮していただく看護の本質が述べられています。

　現在、理学療法士や作業療法士、言語聴覚士による訪問リハビリテーションも盛んに行われています。彼らと訪問看護師が水平的な連携を築き、それぞれの専門性を基盤にして高齢者の意思と主体性を尊重しながら、あるべき在宅ケアにつなげたいものです。

お目通しいただければわかりますが，本書はデンマークで行われているケアを紹介する，いわゆる翻訳書ではありません。日本のケアの現場や教育の場に登場する看護師たちがまさに「主人公」となって，私たちにリハビリテーション看護を語ってくださっています。

　本書の発刊までには，足掛け4年かかりました。この間，レーネさんは最愛の伴侶を亡くされ，悲しみを癒すための歳月を要しましたが，レーネさんの思いがより深まり，さらに充実した高齢者の機能を維持・向上させるリハビリテーション看護の本となりました。

　本書の発刊に際し，翻訳者の高波千代子様をはじめ，多くの方のご協力に感謝申し上げます。

　高齢者ケアに携わる看護師だけでなく，介護スタッフ，看護教育関係の皆様にも広くご活用いただけば幸いです。


2021年6月吉日

公益財団法人日本訪問看護財団
常務理事　**佐藤美穂子**

# はじめに

## ─未来の看護師のために：革新のチャンスと挑戦を求めて

　本書は，デンマーク人看護師が日本の看護師や看護学生に向けて執筆した，リハビリテーション看護を学ぶテキストである。本書を手に取った読者はこう思うだろう──日本から遠く離れたデンマークの看護師から，いったい何を学ぶ必要があるというのか。

　デンマークでは，各自治体の責任のもとで高齢者のケアが提供される。家族介護は前提とされていない。もとより，長期入院は最も避けるべきことと認識されている。したがって，24時間体制の在宅ケアは，家庭医との連携体制を土台にして，入院，特に社会的入院を防ぐ強力な代替策として推奨されてきた。現在においてもデンマークの平均在院日数は3.3日と，ヨーロッパ最短である。

　その歴史は早くも1916年に始まる。デンマークの首都であるコペンハーゲンでは，同年，長期化する高齢者の入院を防ぎ，早期退院を促す目的で訪問看護サービスが導入された。私は1976年からコペンハーゲン内の一つの地区で，訪問看護を司る部署の管理者として勤務を開始した。その6年後の1982年，税財源による24時間体制の在宅ケアシステムの提供を人口60万人のコペンハーゲン市全体でスタートさせた。

　その頃，日本では在宅ケアサービスを拡充させる方法について検討が重ねられていた。日本からは，数多くの行政官僚や地方自治体の首長らが私のもとに24時間体制の在宅ケアシステムを視察しに訪れた。彼らは，医療や介護保障制度の立案を担う行政官僚や教育関係者，医療機関の経営層だった。今思い返せば，彼らは必ず最後にこう言ったものだ。「では，あなたの上司であるドクターの先生にもよろしくお伝えください」と。そのたびに私は，この部署の責任者は私自身であると伝えなければならなかった。24時間在宅ケアサービスを提供する部署には医師は在籍しておらず，看護師と介護スタッフ，そして事務職のみで運営していた。その当時の日本では考えにくかったのかもしれない。

　そのようななかで，光栄にも，コペンハーゲンで在宅ケアシステムを構築した私自身の実践的な経験を伝えてほしいと日本に招かれる機会が多くなり，多くの看護師仲間や学生，医師，介護職との深い付き合いが始まった。1980年代から続

くこの学びが，本書の土台となっている。

そして，リハビリテーション看護や看護倫理に有用となる重要な概念を看護学生に提供し，日本の未来の看護を担う彼らを激励することを目的に本書の執筆をスタートさせた。患者の機能や自立，活動的で幸せな暮らしを保障し，かつ増進する役割を担う看護師を応援したい。それが，本書に込めた私の願いである。

## 滋賀県水口町での取り組み

およそ 30 年ほど前，日本看護協会に招聘されて東京で開催された総会に出席し，デンマークのコペンハーゲンにおける 24 時間在宅ケアシステムのプレゼンテーションを行った。その直後に再び日本看護協会を介して滋賀県の水口町保健センターに招かれ，保健師に向けて高齢者への 24 時間在宅ケアのシステム構築について講演を行った。

また 1994 年には，同町で開催されたワークショップで数多くの高齢者や家族介護者に出会った。その出会いが，地域に暮らす人々と個人的な付き合いを築く最初の機会だった。特に献身的な介護を行っている家族介護者から，暮らしに対する希望や困難を教えてもらった。私はその状況に大きく心を動かされ，そしていくつかの気がかりが残った。

- なぜ安全を理由に，寝たきりとなっている人がいるのだろう？
- なぜ車椅子を利用すると自宅にこもりがちになるのだろう？
- なぜ安全ばかりに注意が払われ，暮らしの選択肢や予防については配慮しないのだろう？
- はたして「家族介護者の幸せ」は守られているのだろうか？

水口町を訪れてからというもの，私は日本の高齢者や障害者，そして介護に従事する家族らにすっかり心を奪われてしまった。決して多くはない在宅ケアサービスのもとで，家族は自らをほとんど顧みず，介護に従事しているようにみえた。

## 香川県での取り組み

そして約 20 年前には，香川県のある自治体から一つの依頼を受けた。高齢者の支援体制を新たに構築するうえで助言をしてほしいとの内容だった。

その頃，私にはもう一つの疑問が湧いていた。なぜこの国の看護師や介護職は，リハビリテーションや訓練にあまり関心を払わないのか。リハビリテーションと

いう重要な領域を，あたかも理学療法士や作業療法士のみに託しているかのように もみえた。看護師は，例えば脳梗塞患者が再び自立し，最終的には職場復帰ま でをもめざすためにも，重要な役割を積極的に務めなければならない。看護師に は，ケアと同様にリハビリテーションに対しても特別な責任と役割がある。した がって，リハビリテーションに不可欠な職種間の水平的な連携の構築，そして多 職種チームにおける看護師の役割を明確にすることが私の個人的な関心事となっ ていった。

その実践の舞台となったのが，香川県にある西香川病院である。取り組みを支 えてくれた仁井昌彦院長（当時）や，看護部やリハビリテーション部，マネジメン トのスタッフ，そして患者である地域の高齢者との間に築かれたチームワークや 友情は，現在でも変わらずに大切に育まれている。

この出会いで得られた重要な学びの一つは，年齢を重ねていく元脳梗塞患者と の長期間の付き合いのなかから得られたものだ。現在も続くその関係性から得ら れた成果が第4章に込められている。また，地域の高齢者や家族介護者とのつな がりは，第3章で紹介する各種の取り組みが楽しいイベントとなって継続されて いることを嬉しく思う。

## 山梨県での取り組み

1992年からは，山梨県で活躍されていた故 望月弘子さん（山梨県看護協会名 誉会長）から，一つのデイサービスセンターを舞台に，通所事業所における看護 師と介護スタッフの役割について考える機会をいただいた。それは，座りっぱな しのデイサービスセンターから，高齢の利用者が自立した生活を幸せに過ごすた めにトレーニングに取り組む，新たな事業所の形を提案することにつながった。 この香川県と山梨県等での取り組みは，本書で随所に登場する。

## 北海道での取り組み：リハビリテーション看護の学びについて（卒前・卒後の教育）

そして，最後に最も挑戦的な試みだったといえるのが，リハビリテーション看 護の概念を看護学生に伝える8年間におよぶ北海道での取り組みだ。

私は，リハビリテーション看護を看護師養成課程における必修科目にすべきだ と考えている。では学生や看護師に，リハビリテーション看護の何を伝えるべきか。 リハビリテーション看護の概念をどのように教え，どんな実習を展開すべきか。

その試みは大きな挑戦だった。

　学生は，リハビリテーション看護の概念を講義や対話のなかで知識として学ぶのみでは足りない。概念は，自ら実践して初めてマスターできるものである。将来のリハビリテーション看護師となるための実践的な学びでなければならない。だからこそ本書では，2〜3年次の学生に対する座学の講義内容が記されているわけではない。講義で学んだ知識を学生自らが実践して検証するために行った，デイサービスセンターや老人ホームでの実習が含まれている。学生は，加齢に伴う基本的な困難を抱える高齢者とともに実習を行い，どの現場にも有用で必要な学びを得た。特に，患者や高齢者の能力を総合的にアセスメントする必要性を学んだといえるだろう。

　しかしながら，より良い実習の場を確保すること自体が容易ではないことも多い。現場でロールモデルとなる素晴らしい看護師に巡り合うのが難しいことも事実だ。特に看護師は，医療機関や在宅ケアなど多くの現場で，ベーシックケアの役割を他の専門職に譲り渡してきた。その代わりに，書類業務が増幅したようにもみえる。看護師は，看護師としての役割を常に発展させ続けなければならない。それは医療機関や訪問看護，介護事業所などどんな現場に勤めようと重要であることには変わりない。目の前にある課題に専念するだけでは足りず，自ら提供するケアの全体像を把握しなければならない。つまり，あたかも空中のヘリコプターから患者の取り巻く環境や暮らしの状況を俯瞰してみることの重要性を学ぶのだ。

　もう一つ，リハビリテーション看護を通じて学生に醸成すべきなのは，看護師としての価値観や考え方，振る舞い，技術といったものに裏付けられた専門職意識である。この専門職意識は，実習で築かれた高齢者とのチームワークやその成果を通じて，わずかずつながらも着実に学生に培われるものである。そうして醸成された専門職意識は，最終的には理学療法士や作業療法士等，他の専門職との対等な連携を築くうえでも良い影響をもたらすだろう。めざすべき看護師像を学生に対して具体的に提示することも，リハビリテーション看護の重要な要素の一つである。

　本書に登場する学生たちは，素晴らしいリハビリテーション看護のスキルを発揮した。高齢者のセルフケア能力を維持・向上させることに貢献した。向上した機能をさらに維持するために，毎日の個人トレーニングへのモチベーションも高

齢者に培うことができた。

　一方の高齢者は，学生実習を通じて自ら置かれた状況を把握し，その困難に対処する情報やスキルを獲得した。そして学生から提案されたトレーニングプログラムの内容を理解できるようになった。そうすれば，トレーニングを継続することにも熱心となる。つまり学生のアドバイスや指導に従うだけでなく，自分の機能を維持するためには自らの主体性が重要であることを学ぶのだ。こうした「患者教育」における学生の役割は，リハビリテーション看護実習の追加的な効果として重要な役割を果たすだろう。

## エピローグ：学生の講義を通じて得られた経験

　私が北海道の大学に始めて訪れたときのことだ。新築されたばかりの校舎の入り口に整然と並べられている多くの車椅子が目に止まった。そして数日後，看護学科の1年生が校舎の廊下で互いに車椅子の押し方の練習をしていた場面に遭遇した。

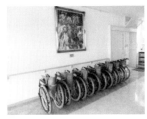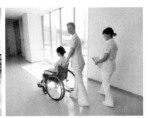

　そのとき，私は驚きながらもあることに思い至った。学生はこれから，高齢者の安全な生活のために不可欠なものとして車椅子を位置付けている多くの先輩看護師に出会うことになるだろう。高齢者自身や家族も，残された余生が車椅子生活であったとしても不満がないようにみえるだろう。安全という名のもとであれば，車椅子はむしろ不必要な人にまでも受け入れられている現実に出会うだろう。

　これは，日本の未来の看護を担う学生にとって見過ごすことのできない事実だ。そこで私は，リハビリテーション看護の講義や実習を通じて，車椅子の不必要な利用を最大限減らしていくことに寄与したいと考えた。学生は，高齢者のトレーニングのニーズを見出し，トレーニングによって機能を維持し，高齢者が「安全」のために車椅子を利用しなければならない生活にそもそも至らないようにする方法を学ばなければならない。もちろん実際には，車椅子が本来の意味で

必要な場合はある。ただし，看護師と高齢者が信頼関係のもとでトレーニングを実践することで，車椅子が部分的にも不要になる場合があるということが学生実習の成果から示されたのも，また事実である。

　高齢者は，安全にトレーニングのできる環境さえ確保できれば，車椅子生活を受け入れざるを得ないと思い込む必要はない。もっといえば，より自立した生活を送ることのできる可能性すら残されている。だからこそ高齢者の自立や自己決定，そして暮らし全般の質を高める選択肢を確保するために，リハビリテーション看護を活用してもらいたいと願う。

## 高齢者や患者の暮らしの選択肢を広げるリハビリテーション看護

　リハビリテーション看護は，次のような手段で高齢者や患者の暮らしの選択肢を広げ，暮らしの質を高め，維持するものである。

- 高齢者や患者と信頼関係を築き，生活状況と身体機能を評価する
- 高齢者や患者が十分に意思決定に参画できるように非対称な力関係を見定め，是正する
- 高齢者や患者の障害を特定することのみに注力するのではなく，本人の発揮できる能力を評価する
- 高齢者や患者とのチームワークのもとで，基本的な介護・トレーニングの技術を実践し，応用する
- 寝たきりの高齢者や患者の活動をトレーニングによって促し，セルフケア能力を維持／取り戻す
- 「身体を極力動かさずに暮らし続けて『安全を維持する』」のではなく，「安全に運動して『自由に暮らす』」という目的の転換によって，人生の失われた選択肢を取り戻す
- 高齢者自身に，身体機能とセルフケア能力を維持する責任に対する自覚を促す
- 高齢者の自尊心に悪影響を及ぼしかねない慣習には，それが文化であったとしても「従わない勇気」をもつ
- 高齢者の自己決定を促し，少なくとも高齢者の意見が汲み取られるように支援する
- 自分が提供するケアに対する対象者の意見や評価を継続的に確認する
- 暮らしの選択肢を広げることで高齢者の生活の質を高めることの重要性を認

識する

- デスクワークよりも高齢者や患者のベーシックケアとトレーニングを優先する体制を築く
- 高齢者や患者のリハビリテーションおよびトレーニングにおける看護師の責任を自覚し，看護師の役割を実践し，応用する
- 過剰なケア（ケアのサービス化）を回避し，対象者のあらゆる動きをトレーニングの機会に活用する
- 医療介護領域に対して批判的思考をもち，あなたの意見を表明し，他者に説明する
- 自分の家族には提供できないと思うケアは，誰にとっても適切ではない。そう感じるのであれば，改善する
- 俯瞰的視点（ヘリコプタービュー）をもってして，自ら提供するケアの品質と結果を評価する

## 先を見据えたリハビリテーション看護の可能性

　多くの先進国では少子高齢化が進行し，介護の担い手となり得る若年層が減少している。どの国でも，介護分野の担い手不足といった深刻な課題を解決するために，今後数年間で思い切った変革に着手する必要があるだろう。

　現状のままでは，今後も増え続ける高齢者の介護ニーズを看護師や介護スタッフが質を維持しながら対処しきれなくなるのは自明の事実だ。車椅子利用や寝たきりとなる高齢者の数を最小限に抑える必要があるだろう。では，この逆境を乗り越えるために看護師はどのように貢献できるか。看護師は，高齢者に対するケアをどのように革新すべきか。

　この問いは，高齢者のセルフケア能力の低下を最小限に抑えるためにはどうしたらよいか，とも言い換えられる。本書では，参考となり得る4名の高齢女性の事例を第2章で紹介している。ケアのあらゆる動きがトレーニングの機会として活用され，4名すべての身体機能と幸福度が向上した事例だ。また別の章では，看護学生と高齢者との間で築かれたチームワークを基盤に，トレーニングを積み重ねた高齢者に非常によい成果が現れたことも紹介している。

　看護師は高齢者ケアの流れを変える「ゲームチェンジャー」となり得るのか，今私たちが問われている。看護師が患者や高齢者の対等なパートナーとしてリハ

ビリテーションのニーズを満たす，このリハビリテーション看護の概念が看護教育に貢献できるならば，それが可能だと私は信じたい。そこで描かれる未来では，医療機関や在宅ケア，介護事業所などあらゆる現場で，すべての高齢者が介護ニーズの高まりを予防し，身体機能を維持するために，看護師によってサポートされているはずだ。

　平日の一定の時間のみ訓練を提供する理学療法士や作業療法士らのみでは足りない。現場によっては，365日24時間体制でシフト交代しながらケアを提供し続ける看護師が貢献しない手はない。高齢者や患者をアクティブに保ち続けるために，リハビリテーションはベーシックケアの一部に統合して提供されるべきだ。医療機関や在宅ケア，介護事業所などあらゆる現場の看護師と介護スタッフにとって，優先されるものとならなければならない。

　看護師とセラピスト（理学療法士等）の教育的出発点は同等のものである。残念ながら，私の経験から特に地方では，その認識が常に共有されているとも限らない。しかしながら今私たちは，水平的なコラボレーションの必要性に直面している。患者と医療専門職間の対等な関係性によって導かれた共同意思決定が，リハビリテーションにおける最良の結果を生み出すからだ。専門職の縦割り意識を手放すときがきている。あえて「先生」と呼ばれてしかるべき人がいるとしたなら，それは高齢者や患者本人だろう。すべての医療スタッフがケアを提供する対象なのだから。

　この意味からもリハビリテーション看護は，基礎看護や老人看護，看護倫理などの科目を通じて看護教育全体に影響を与えるだろう。つまり，各科目がそれぞれ縦割りとならずに，4年間の看護教育を通して，各科目の一貫性をさらに高めることができるのだから。

## 本書で学ぶリハビリテーション看護

- 入院患者へのリハビリテーション：重度の脳卒中を発症した患者の機能を取り戻すためのリハビリテーションについて（第4章）
- 退院後の高齢者へのリハビリテーション：病院退院後，自宅や老人ホームでのリハビリテーションについて（第3章，第4章，第6章，第7章）
- 加齢に伴う困難を抱える高齢者へのリハビリテーション：自立したライフスタイルと身体機能の維持／改善を目的としたリハビリテーションについて（第

5章，第8章)

　リハビリテーション看護の実習では，神経学的で専門的なリハビリテーションを必要とする重度の脳卒中患者等ではなく，加齢に伴う身体機能の衰えに苦しみながらも予防の恩恵を受ける可能性の高い高齢者とともに学ぶことを勧めたい。もちろん急性期病院においても，学生は実践的なトレーニングを積むことができるのも事実だ。例えば外科のように，リハビリテーションの早期介入が非常に重要で優先度の高い急性期病院などだ。実際にデンマークでは，肺炎や肺塞栓症などの合併症を予防し，リハビリテーションの効果を促進するために，患者の多くは手術終了後数時間で，看護師の支援を受けながら歩行トレーニングを開始する。

## 最後に：生きる価値ある暮らしを求めて

　これまで私は，前述した故 望月弘子さんや看護師として活躍する多くの友人と繰り返し交わした会話や議論から，たくさんのインスピレーションを得てきた。日本とデンマークでは看護師の役割がここまで異なるのはなぜか。俯瞰的な視点から両国の状況を比較し，類似点と相違点について考えてきた。そして，リハビリテーション看護が患者学や日本の看護教育に寄与する可能性について長く議論を重ねてきた。

　看護師は，対象者の身体機能の向上に貢献するのはもちろん，医療の弱点にセンサーを働かせ，改善すべき点を見出す義務がある。既存のケアやそれによってもたらされた結果に満足してしまったら，その時点で発展はストップしてしまうだろう。慣習の誤りや不足を直視し，高齢者や患者に利益をもたらす他のチャンスを活用し続ける必要がある。

　常により良いものを求めて挑み続けること。

　そして，何を改善できるかを考え続けること。未解決のまま決して問題を放置してはならない。

　例えば施設のなかで，あるいは退院後の生活になんら省みることなく使い続けられている車椅子について考えてみてほしい。脳梗塞を発症した人が，人生を終えるまでの何年もの間，閉じられた施設のなかで車椅子を利用しながら生活をしなければならないこの状況は本当に必然なのだろうか。

　人は，誰もが間違いを犯す。

　同じ間違いを繰り返さないように努めるのであれば，間違いは起きても構わな

い。何よりも看護師は，高齢者や患者との間に信頼関係を築き，そのチームワークのなかで自らチャンスを見つけ，挑戦し，うまくいかなければ再考し，より良い成果を得るために計画を練り直す。これを続けることが重要だ。そのためにはカルテや書類の山の前で事務作業に勤しむよりも，ベッドサイドで高齢者や患者の側にいることがどんなに大切かがわかるだろう。

　つまりリハビリテーション看護は，医師の指示を待つだけでなく，自ら思考して実践できる看護師の能力を育むものである。対象者と信頼関係を構築し，トレーニングを実践する。その過程で，車椅子生活が決して必然とは限らないということに気づくだろう。高齢だからといってあきらめる必要はない。

　あるとき，老人ホームの介護スタッフにトレーニングメニューを教えていた私は，その施設の管理部門スタッフから声をかけられた。「入居者が車椅子を使わずに安全に歩行できるようになったら，介護報酬が減額される」からトレーニングをやめるようにと忠告を受けたのだ。老人ホームではなぜ，入居者が車椅子を必要とするような介護度の高いままでいたほうが報酬が高いのだろう。看護師と介護スタッフがトレーニングを提供して身体機能を向上させることで入居者が自宅に退所し，自立した生活を営むことができるようになる。そのこと自体を評価する仕組みにはならないだろうか。より多くの人が自立した生活を送ることができるようになる解決策を見つけなければならないのであれば，まずは施設のあり方を変えればよいだろう。施設で10年以上も生活し続けるのではなく，自立を促すケアに変換すればよい。

　そもそも，なぜ施設入居者はその他一般市民よりも自由度の低い生活に甘んじる必要があるのか。施錠されたドアは高齢者の自由を制限し，人権を侵害する。入居する高齢者の「自宅」であるべきはずの老人ホームでは，入居者が集団生活のルールに適応しなければならない。たとえ施設生活が必要とされるような場合でも，人としての権利を手放すように強いられるべきではない。施設側のスケジュールに合わせて入居者は生活するだけであれば，それを「自由」とは決していわない。個々の高齢者に老人ホーム側が順応できないわけではないはずだ。認知機能等に支障のない高齢者や身体機能に改善の可能性のある高齢者も含めて一律に自由の制限を加えることは，決して正当化し得ない。

　老人ホームの建物について年配の紳士から言われた言葉も紹介しておこう。「豪華な建物など誰が求めているのか」。日本の老人ホームには高齢者の家庭生活

や暮らしには不相応なほど巨大で立派な造りのものが多い。施設のなかには、めったに使われることなく美しいままで残されているスペースも多い。「税金の無駄づかいだ」と男性は表現した。いったい誰が誰のためにこれらの施設を造っているのだろうか。

　看護師は、患者や高齢者にとって非常に近しい存在である。彼らの生活環境や望み、幸せの源泉について関心を注ぐ立場にある看護師が、自ら提供するケアやその環境に対して常に省みて、批判的思考をもつ必要がある。倫理的課題に対する自分自身の「物差し」を働かせながら、対象者の権利を保障する立場にあることを忘れてはならない。

　将来を見越して考える癖をつけてほしい。自宅であろうと施設や病院であろうとも、高齢者や患者に対して、看護師が責任をもって積極的かつ中心的にリハビリテーション看護の役割を担うこと。これによってすべての高齢者が生きる価値を見出し、自立することに貪欲であり続け、将来的には自ら身体を維持することが当然となり、介護ニーズの高い高齢者が減少するはずだ。

　本書には、これらの課題の解決に資するであろう提案をたくさん掲載した。その多くは、写真に写る日本全国の多くの高齢者とともに考案したものだ。一つひとつは革新的にみえて、実のところ費用はほとんどかからない。

　高齢者の身体機能や活動レベルを高めるのは、高齢者本人の協力的な態度、チームワーク、そして主体的なモチベーションだ。自立や自己決定、特に選択肢を保障することによって、高齢者はあなたが思っているよりもはるかに多くの物事をこなすことができる。

　本書を通して、看護師をめざす全国の学生がインスピレーションを受け、さまざまな現場で出会う高齢者や患者の身体機能と自立性の向上をめざしたケアについて学び、リハビリテーション看護の概念が広がることを願うばかりだ。

　全国の看護師養成校でリハビリテーション看護の講義や実習がより多く提供されることも願いたい。その教育を受けた看護師が巣立ち、またその看護師がリハビリテーション看護の概念をもって活躍する時代には、自立度の高い高齢者が増えていることだろう。まずは日中の過度な安静や必要以上の車椅子利用という出発点からではなく、何を予防して何を変えられるのかを自ら考えること。そしてその人にとっての良い人生とは何を意味するのか、その答えは本人にしか正解を出せないことを自覚し、その答えを実現するために看護師はいかに関与できるの

かを考える力を育む教育を提供してほしい。

　さあ，目の前にあるチャンスをつかみ取ろう。日本中の多くの患者や高齢者は，老いることに恐れなくてもよい時代がくるときを，看護師によってリハビリテーション看護を基盤としたケアが提供されるときを待っている。


　2021年6月

レーネ・ホレンナー

# 目 次

発刊に添えて

はじめに

## 第 1 章　デンマークにおける高齢者ケア
　　　　　—日本との比較から学ぶ ————————————————— 1

はじめに ……………………………………………………………………… 2

**1** 自立心と自己決定—デンマークにおける高齢者施策の重点項目① ………… 2

**2** 自尊心と自信—デンマークにおける高齢者施策の重点項目② …………… 3

**3** 選択すること—デンマークにおける高齢者施策の重点項目③ …………… 4

**4** 「参画」と自らの力による活動
　　—デンマークにおける高齢者施策の重点項目④ ………………… 5

**5** 予防の重視—デンマークにおける高齢者施策の重点項目⑤ ………… 6

**6** 高齢者ケア—日本とデンマークの比較 …………………………… 6


## 第 2 章　高齢者をケアの対象ではなく主体的なパートナーにする
　　　　　—意思決定プロセスにかかわる重要な存在になる ———————— 11

はじめに ……………………………………………………………………… 12

**1** すべての動きをトレーニングとして活かす ……………………… 12

**2** 高齢者の思いとは ……………………………………………………… 13

**3** 1 日 24 時間を用いた特別なトレーニング ……………………… 15

**4** 挑戦の成果 …………………………………………………………… 17

**5** この挑戦から私たちが学ぶこと ………………………………… 18


## 第 3 章　リハビリテーションの成功の鍵は看護師が握る ———— 21

はじめに ……………………………………………………………………… 22

**1** そもそもリハビリテーションとは ……………………………… 22

**2** リハビリテーションを支えるチームワーク ……………………… 24

**3** 患者自身が行うリハビリテーションの目標設定 ……………… 26

**4** リハビリテーションにおける看護師と介護スタッフの役割 ················ 30

**5** 時には手を出さずに見守るのもひとつ ························· 32

**6** 弱点の克服 ················································ 33

**7** グループトレーニング―身体的プロセス ······················ 34

**8** 心理的プロセスへのケア ····································· 36

**9** 入院初日から退院後の生活を見据えて準備する ················ 39

**10** ケアの移行―不安に取り組む ······························· 42

**11** まとめ ··················································· 42

## 第 4 章　寝たきりから杖歩行ができるまで
### ―脳梗塞の後遺症がある人のリハビリテーション看護 ──────── 45

はじめに ······················································ 46

**1** Ｂさんの目標 ·············································· 47

**2** Ｂさんの総合的なケアとトレーニング ························ 47

**3** Ｂさんの退院に向けた準備 ·································· 49

**4** 先輩患者としてペイシェント・スクールに参加する ············ 51

**5** 退院後のフォロー ·········································· 53

**6** 友人とともに活動的な社会生活を ···························· 54

**7** 適切な連携―未来に備えて身体を維持すること ················ 55

**8** 老人ホーム入所後の現在 ···································· 58

**9** 共にいながらにして離れて暮らす ···························· 60

## 第 5 章　デイサービスセンターでのリハビリテーション看護
### ―考え方を少しだけ変えてみよう ─────────────── 63

はじめに ······················································ 64

**1** 高齢者の日常の生活動作レベル ······························ 65

**2** 考え方を少し変えてみるだけでいい ·························· 67

**3** 高齢者には本当に意見がないのか？ ·························· 68

**4** 車椅子には NO を！ すべての動作はトレーニング ············ 71

**5** 車椅子には NO を！ トイレまで歩いていこう ················ 73

**6** 役立つアクティビティ＆昼食はビュッフェスタイルに ·········· 76

**7** 車椅子には NO を！「また歩きたい」を叶える ・・・・・・・・・・・・・・・・・・・ 80

**8** デイサービスセンターの利用者は患者だろうか？ ・・・・・・・・・・・・・・・・・・ 82


## 第 6 章　特別養護老人ホームで生活する高齢者の思いを知る ── 87

はじめに ・・・・・・・・・・・・・・・・・・・・・・・・・・・・・・・・・・・・・・・・・・・・・・・・・・・・・・・・・・・・・・・・ 88

**1** 自宅と老人ホームと施設の違いは？ ・・・・・・・・・・・・・・・・・・・・・・・・・・・・・・・・・・・ 88

**2** 老人ホームでリハビリテーション看護の実習を行う ・・・・・・・・・・・・・・ 90

**3** 入所者自身の視点からみた老人ホームでの生活 ・・・・・・・・・・・・・・・・・・・・ 93

**4** 高齢者の状況や意見をどのように伝えるか？ ・・・・・・・・・・・・・・・・・・・・・・ 98

**5** 老人ホームで生活する高齢者の思いからみえてくること ・・・・・・・・・・ 103


## 第 7 章　特別養護老人ホームにおける
　　　　　リハビリテーション看護の実践と成果
　　　　　　　─実習をとおして学ぶ ─────────────────── 105

**1** 老人ホームにおける看護師の役割 ・・・・・・・・・・・・・・・・・・・・・・・・・・・・・・・・・・・ 106

**2** 昼間のベッドは友だちではない ・・・・・・・・・・・・・・・・・・・・・・・・・・・・・・・・・・・・・ 108

**3** 高齢者の身体機能をアセスメントする ・・・・・・・・・・・・・・・・・・・・・・・・・・・・・ 109

**4** 機能訓練プログラムの組み立て方と注意点 ・・・・・・・・・・・・・・・・・・・・・・・ 111

**5** 病院から直接入所して 10 年になる男性のトレーニング ・・・・・・・・・・・ 112

**6** 脳梗塞発症後，長期入院を経て入所した男性 ・・・・・・・・・・・・・・・・・・・・ 117

**7** ピアノを弾く「自由」を求めた女性 ・・・・・・・・・・・・・・・・・・・・・・・・・・・・・・・ 121

**8** もともと運動能力の高い女性の取り組み ・・・・・・・・・・・・・・・・・・・・・・・・・ 123

**9** 学生によるトレーニングを終えてみえてきたもの ・・・・・・・・・・・・・・・・・ 125

**10** 看護師特有の役割─実習をとおしてみえてきたこと ・・・・・・・・・・・・・・・ 131

**11** まとめ ・・・・・・・・・・・・・・・・・・・・・・・・・・・・・・・・・・・・・・・・・・・・・・・・・・・・・・・・・・・・・・・ 136


## 第 8 章　衰弱の連鎖を断ち切るために ──────────── 139

はじめに ・・・・・・・・・・・・・・・・・・・・・・・・・・・・・・・・・・・・・・・・・・・・・・・・・・・・・・・・・・・・・・・・ 140

**1** 良好な関係性─最も基本的かつ必須のケアの前提条件 ・・・・・・・・・・・・ 141

**2** ライフストーリーとは ・・・・・・・・・・・・・・・・・・・・・・・・・・・・・・・・・・・・・・・・・・・・・・・ 143

**3** セルフケアについて ・・・・・・・・・・・・・・・・・・・・・・・・・・・・・・・・・・・・・・・・・・・・・・・・・ 145

**4** 血圧測定—トレーニングを実施する前に ……………………………… 147

**5** デイサービスセンターでのトレーニング ………………………………… 148

**6** 退院後にどのように暮らしを組み立て直すか ………………………… 159

**7** その人を知る。そしてその人の見ているものを知る。 ………………… 167


おわりに

索引

著者・訳者紹介

# 第1章

# デンマークにおける高齢者ケア
―日本との比較から学ぶ

## はじめに

　デンマークは世界で最も幸せな国であると，統計によって報じられる機会が多い。幼少期から高齢期に至るまで，人々が一貫して自立した活動的な暮らしを営めるように社会制度が設計されているからだともいわれる。自立し続けること，つまり，自分の人生の主導権をもち続けること。これがデンマークの人々が人生に対して願うことであり，人生のゴールでもある。だからこそデンマークでは，あらゆる人の生はすべて尊いという共通概念に基づき，一人ひとり最期まで，「自らの責任」のもとで人生をまっとうすることが尊重されるのである。

## 1 自立心と自己決定―デンマークにおける高齢者施策の重点項目①

　自立心と自己決定を行使する力はトレーニングによって育まれる。そのトレーニングは個々の家庭から始まり，保育所，小学校へと引き継がれて取り組まれる。デンマークでは幼少期から自分の意見をもつことが求められ，子どもは自分の意見を常に問われながら育つ。多くの子どもたちは18歳になれば親元を離れ，その後，実家に戻って同居することはめったにない。大人になれば自らの暮らしを営み，親子は個々に離れて暮らすのが一般的である。高齢になっても年金等によって一人ひとりの住まいが保障され，基本的には人生の最期までそこで暮らし続けることができる。

　といっても，家族間の絆は強く，離れて暮らしていても親しい関係性が保たれる。家族の誰かがケアを必要とするようになった場合には，専門職による支援が提供される。高齢であれば在宅ケアが自治体から提供される。どんなに辺ぴな地域でも例外はなく，すべての自治体は24時間体制の在宅ケア制度を構築することが義務付けられている。老人ホームに入所する場合には，その入所の希望が高齢者本人によるものかが厳密に問われる。家族の意向により入所することは原則としてあり得ない。人生が閉じる最期のときまで，自らの意見と自己決定，そして自立が維持される。自らの自由になる年金収入と銀行口座，自分の住まい，そして24時間体制の在宅ケア制度があれば，施設に入所することなく自宅で生活し続けられる。その環境がデンマークには整っているのである。

　デンマーク人は家族から介護を受けたいとは考えない。そもそも共働きが中心

の子ども世代には，自分の親の介護を担う時間的余裕がない。デンマークでは，豊かな暮らしを営むために夫婦ともにフルタイムで働くダブルインカムの家庭が多い。夫よりも妻のほうが高収入である世帯も珍しくない。家事や子どもの世話などの役割分担は，チームワークの発揮どころとして，夫婦が互いに支え合いながらこなす。育児休暇の終了後には育児手当が支給され，子育てをしながら無理なく働き続けることができる。

## 2 自尊心と自信—デンマークにおける高齢者施策の重点項目②

　子どもの自尊心と自信を育むためには，保育所や幼稚園，学校の役割のみならず，家庭におけるかかわりも重要である。朝晩の食卓で交わされる会話は，子どもが自尊心と自信，そして人生をより良く生きる力を身につける大切な時間だと認識されている。子どもは，自分の意見をもつこと，批判的に物事を考えること，自信をもつこと，そして何者にもなり得る可能性があること，ただしそれは努力したときにだけ達成できることを学ぶ。親しい関係にある祖父母も，孫が経験するこれらの学びのプロセスをサポートする。

　学校での教育は，大学に至るまですべて無償で学生に提供され，費用は税金で賄われる。大学生が学業を継続している期間中は，自立した生活を営めるように毎月生活費が支給される。学生がアルバイトで時間を割くことなく学業に専念できるように設けられている政策である。

　デンマークでは，高齢になっても自分の子どもに頼らざるを得なくなるようなことはない。介護が必要となったときにそれを提供する責任があるのは，あくまでも自分の住まいのある自治体である。経済的にも，高齢者には慎ましやかに幸せな生活を営むだけの年金収入が保障される。そのため高齢者は，自立的で自信にあふれている。デンマークの高齢者は，自らが社会にとって重要な存在であることを自覚している。なぜなら，高齢者がより良い生を営み，より長く納税し続けてほしいと社会が願っていることを知っているからだ。それが在宅ケアの質を高める財源となり，引いては高齢者自身の暮らしの保障につながる。

　デンマークの国民は政治を信頼している。もし信頼を置けない政治家がいたとしたら選挙で交代させればよい。国民は自らの意見をもち，有権者として選挙で

一票を投じることがいかに重要であるかを理解し，人生をとおしてその権利を行使し続ける。

デンマーク人は自ら選択することを求める。したがって，あらゆるライフステージで国民に選択肢が保障されるように政策が構築されている。例えば，人々は自ら，家庭医を選択する。デンマークでは，家庭医の診察は無償でいつでも受けることができる。さらに，入院加療が必要になった場合には，国内のどこの病院でも無償で医療を受けることができる。この病院の自由選択制は医療業界に競争原理をもたらし，サービスの質の向上に貢献している。24時間体制の在宅ケア制度も無償で提供される。どの事業所からサービスを提供してもらうか（公的機関か民間の事業所か）を自由に選択することができる。そして，訪問看護師と訪問ヘルパー，家庭医および病院は，緊密に連携をとりながら，無駄に医療費をかけずに最も効率的な手段で課題の解決ができるように努めている。

全国どこでも24時間在宅ケアが利用できる体制が築かれているため，親は子どもに介護負担を課さずに済む。それでも，子どもは親の介護を事業所に任せきりにすることはない。家族は付加的にでもサポートしたいと願うものである。介護の提供を自治体に任せることで，家族は受診の付き添いをしたり，買い物を楽しむなど幸せな時間を共に過ごすことに専念できる。

介護ニーズのある高齢者の多くは，24時間体制の在宅ケアサービスを利用しながら自宅で生活することを選択する。老人ホームへの入所を選ぶ高齢者はめったにいない。ただし，老人ホームへの入所を希望した場合でも，高齢者はどこの老人ホームに入所するかを自由に選択することができる。例えば，家族の住む地域にある老人ホームを選ぶこともできる。もちろん，入所する高齢者本人による選択でなければならない。子どもが親の代わりに決めることは基本的には許されない。老人ホームの入所を決断することができるは本人のみである。そして，老人ホームでの生活にも入所者の暮らしに関する選択肢が提供される。どこで暮らそうと，人生の最期の日まで自己決定できる環境が維持される。

　デンマークでは，入院中の患者も自己決定が尊重される。つまり，一市民として扱われる。したがって，特に家庭医や病院にかかるタイミングなど，人々が医療システムにかかわるときの「参画」の程度に着目することが，政策として重視されてきた。

　患者と医師は対等な関係性にある。医師は患者を診察し，状態を改善するための提案を行う。そして患者に，治療方針を決めるプロセスへ「参画」することを求める。医師は解決策を提案しても，最終的な判断はしない。患者は自らの責任のもと，医師から提供された情報をもとに自ら判断しなければならない。この責任が，自らの健康状態に真摯に向き合い，課題解決に向けて取り組む患者の「主体性」を向上させる。この「主体性」こそが，person centered care（パーソンセンタードケア）の基盤である。

　パーソンセンタードケアはマニュアル化できるものではなく，あくまでも個々の患者のニーズに基づかなければならない。デンマークでは，患者が一歩下がって専門職に判断を委ねることはあり得ない。一人ひとりが自分にとって最善な方法を考えて判断し，自らの選択の責任を自分でとる覚悟がある。それは，人生を左右する健康問題にかかわるような重要な選択に直面したときも同様である。

　患者は入院中も，車でいえば運転席に座り，自分で操縦することを願う。入院すると決まったときには「できる限り早く退院したい」と訴える。問題のある場所の修理（治療）ができれば十分であって，無駄に入院期間が長くなることで「入院患者」として身も心も染まることを嫌う。そのため，デンマークの平均在院日数は3.3日と欧州諸国のなかでも最短である。デンマークの急性期病院では，患者がベッドに寝たきりになることはほとんどない。午前中に手術を受けた患者は，同日午後には病棟看護師のサポートを受けながらベッドから起き上がる。退院後は必要に応じて，自宅で24時間在宅ケアを利用することができる。

　かつてデンマークでは，在宅ケアが半永久的な支援として高齢者に提供されていた。しかし，その後の政策転換によって，自宅でも自らの力で活動できるようになることをめざしたサポートが求められるようになった。そこで近年，在宅ケアはトレーニングとともに提供されている。この新しい政策は「在宅ケアの前にまずはトレーニングを」という目標のもと，まずは高齢者が自らの暮らしを営め

るように，自宅でトレーニングを実施するものである。自宅でのトレーニング期間が終了した時点で，トレーニングスタッフは在宅ケアがその後も必要かどうか，高齢者本人とともに評価する。もちろん，障害や疾患の程度が重い高齢者の場合は別である。そのような場合には，例外的に自宅で最期を迎えるまで24時間体制のケアが提供される。

## 5 予防の重視―デンマークにおける高齢者施策の重点項目⑤

デンマークでは，小児から高齢者まですべての対象者に対し，予防に努める政策を長く重視してきた。そこで各自治体は，乳幼児や高齢者のいる家庭に，看護師が予防訪問を実施するよう義務付けている。

この予防訪問の目的は，人々に健やかな暮らしを促すことにある。特に高齢者への訪問は，孤独を解消し，健康問題をより早期に解決することで生活の質を向上することを目的としている。脱水や尿路感染症の予防に加え，転倒による骨折リスクを軽減することが重視される。その他，栄養管理や高齢者の機能維持に資する体操を提案する。身体を動かさないと機能維持ができず自立したままでいられなくなるというリスクを，看護師は必要に応じて繰り返し伝える。訪問時の会話やアセスメントをとおして看護師が家庭医による診断が必要であると判断した場合は，家庭医と情報を共有しながら受診を勧める。

この予防訪問によって，自治体は高齢者に対して社会サービスの情報を提供し，最期まで活動的に，病院ではなく自宅で，寝たきりでもなく引きこもることもなく過ごすことができるように，最大限のサポートを提供するのである。

## 6 高齢者ケア―日本とデンマークの比較

1980年代にデンマークでは，高齢者の生活環境の改善や権利に対する関心が高まり，高齢者ケアに関して大きな改革が展開された。まず着手されたのが，老人ホームに入所する虚弱な高齢者に対するケアの変革である。施設ではなく，自宅での生活が維持できるように高齢者の自立度を高め，機能向上をサポートする

ケアに切り替えられた。あわせて，24時間体制の無償の在宅ケアサービスが構築されると同時に，病院と在宅ケアの緊密な連携体制が築かれた。これは，最も効率的かつ低予算で健康課題を解決することを目的とした連携である。デンマークの医療介護領域で活躍する専門職に求められる最も重要な資質は，このチームワーク力である。チームワークが育まれた在宅ケアの現場は，アットホームでインフォーマルな雰囲気であることが多い。

　介護を必要とする高齢者は，自治体の責任のもとで支援が提供される。残念ながら日本の自治体には，デンマークのように24時間体制の在宅ケア制度を提供することが義務付けられてはいない。これは，特に地方などで大きな課題となり得る。24時間体制の在宅ケアを利用することができない高齢者が存在し得るからだ。とはいえ，複数の世代で同居する家庭も多い日本では，家族による献身的な介護を享受している高齢者も多い。これは，家族よりも専門職による介護を好むデンマークではめったにみることのない状況である。デンマークは連帯を基盤とした小国である。一方で，人々は反権威主義的な国民でもある。日本の人々に比べ，個人主義的な意識が多少なりとも高いのかもしれない。

　デンマークでは，成人となればフルタイムで仕事に従事し，相当の額を納税する。それらが，病院および家庭医，そして在宅ケアのサービスや学校・大学における教育等の財源となる。デンマークの人々の多くは，自国の政治を信頼している。そのため，国が高齢者自らの力を有効に活用していく政策にシフトチェンジしたときも，高齢者はその政策を受け入れた。むしろ，在宅ケアの長期ユーザーとならないように自らが活動的なケアの当事者となって，自立した日常を営むための方策に非常に高い関心をもっている。

　デンマークでは，デイケアセンターにも新しい傾向がみられる。センターで1日をどのように過ごすかを決めるプランニングやアクティビティの内容について，利用者自身が関与する幅が広がっている。高齢者自身が，より一層自ら責任を担うようになったともいえる。したがって，デイケアセンターで必要とされる専門職の数は減少している。これは「サービス」を受けることを嫌い，政策の変更を主張したデイケアセンターの利用者等の意見によってもたらされた変革である。

　一方，日本ではどうだろうか。日本の利用者は，デイケアセンター（以下，デイサービスセンターも含む）に質の高い「サービス」を期待するのが一般的だろう。したがって，デイケアセンターではおいしい昼食と安楽な環境が利用者に提

供される。利用者本人は，親切丁寧に「サービス」を提供してくれるスタッフに身を任せ，安楽に座りっぱなしでいられる場所となるだろう。

　第5章に登場する山梨県のあるデイサービスセンターでは，看護師や介護スタッフが利用者の活用されていない力，活用されることを待っている力を見出した。彼らは，利用者自らの力を活用して増強することをめざした働き方に変革した。そして，利用者の日常の動作すべてをトレーニングの機会として活用するように努めた。その結果，利用者の身体機能は向上し，あわせて自立心や自尊心が高まった。

　医療に対する考え方にも，デンマークと日本には違いがある。デンマークの患者は可能な限り早く退院したいと願う。欧州諸国のなかでも平均在院日数が最短であることは前述したとおりである。平均在院日数は日本も減少傾向にあるが，デンマークに比較すればまだまだ長い。またデンマークの患者は，家庭医の診察であろうと入院期間中であろうと，治療方針の決定プロセスに自ら参画したいと望む。したがって，デンマークの患者と医療専門職の関係性は，今ではすっかり対等なものとなった。一方，日本の患者は，デンマークに比較すればまだまだ抑制的だともいえよう。患者は自分で判断することを避け，病院の医師や看護師等に自らの治療に関する重大な決断を委ねることもある。

　第2章では，回復期の病院機能を備えた病院で高齢の女性4名が自らの身体機能を向上させ，より幸せな暮らしを求める意思を示して周囲のスタッフを驚かせた様子を紹介している。彼女たちは，老人ホームにまで一直線につながる坂道を転げ落ちることなく，自らの足で立ち続けるために努力することを選んだのである。舞台となった香川県の病院では，入院中の高齢者に対するケアの内容を変革した。医師や看護師，介護スタッフのチームワークに支えられ，入院中の患者の一挙手一投足は，すべてベーシックケアのトレーニングの機会として活用された。選択肢が提供されたとき，患者は自ら主体的な役割を果たすことを望み，身体機能を向上させたいと希望した。この意向が表出されたことで，看護師や介護スタッフには新たなかかわり方がもたらされた。すべての患者一人ひとりに，より一層真摯に耳を傾け，個々の目標を把握し，それぞれの目標が達成できるようにサポートする役割が明らかになったのである。

　デンマークでは，暮らしの継続性を確保することも高齢者施策の重要な方針の一つとなっている。したがって，老人ホームに高齢者が入所することになったと

したら，その人の暮らしが老人ホームでも継続できるように，本人の思い出の品や家具などが新たな暮らしの場となる老人ホームに持ち込まれる。すなわちここでめざすべきなのは，高齢者の自立心や自己決定に支えられた，その人にとっての良い暮らしを継続することである。日本では，高齢者本人の意向が蚊帳の外に置かれることはないだろうか。家族や主治医が決めたことに静かに従い，受け入れることが求められる風潮はないだろうか。この傾向は，特に老人ホームへの入所という人生に大きな影響をもたらす決断に関連して，非常に大きな問題となり得る。

　筆者が日本で出会った高齢者のなかには，病院から退院した後の暮らしぶりを決める際に，最も重要な決断を子どもに委ねてしまう人もいた。むしろ，家族のみで親の入所先を決め，老人ホームと契約してしまうケースもあった。家族が本人の代理人となって，安全安楽な暮らしを選択する。それによってもたらされるのは，自分の親に自身の人生から一切の選択肢を奪うという不幸な結果である。具体的な様子は**第6章**および**第7章**に詳しい。

　日本においても，高齢者ケアにかかわる施策は急速に変化を遂げている。**第3章**と**第4章**では，重度の脳梗塞を発症したある高齢者が，急性期病院からの退院後の人生について妻とともに自ら選択した様子などを紹介している。病院は退院後に自宅で生活するのは難しいと告げ，老人ホームへの入所を勧めた。しかし夫婦はその提案には従わず，回復期病院に転院することを二人で自ら決めた。夫婦は人生の操縦席に座り続けることを選んだともいえよう。重度の脳梗塞を乗り越えたこの男性のエピソードは，老人ホームでの生活を簡単に受け入れることなく，セカンドオピニオンを求めながら，自分の人生について自ら選択する機会を確保するために戦う努力を惜しんではならないというメッセージを伝えてくれる。

　そして，日本でも多くの看護師の仲間たちが高齢者ケアの領域で重要な変革をもたらそうと努力し続けている。デイサービスセンターで出会った看護師もその一人だ。彼は利用者の暮らしに重要な影響をもたらし得る素晴らしいケアを提供していた。彼のデイサービスセンターが登場する**第8章**では，看護師による毎日のトレーニングが，いかに利用者を刺激し動機づけることができるか，そしてケアの文化を変化させ得るかを学ぶ。どんなに小さな変化でも，それによって利用者の暮らしに重要な変化をもたらすことができる。そして，高齢者の自立心や自尊心を維持する本来のデイサービスセンターの役割や看護師の重要な役割について考えることができるだろう。

本書を通じて，リハビリテーション看護を学ぶすべての人が，ケアの対象者に最適な機会と選択肢を提供する方法を具体的に考えるきっかけが訪れることを願っている。

# 学びの POINT

## 1. あなたの意見は？
- 日本とデンマークにおける高齢者施策には多くの違いがありましたが，そのうち，最も重要で根本的な違いは何だと思いますか？
- 自分が高齢になったとき，どのような人生を送りたいですか？

## 2. 看護倫理の視点から考えてみよう
- 高齢者が自己決定権をもつ必要があると思いますか？
- 高齢者が自らの暮らしに対する選択肢をもつ必要があるでしょうか？

# 第2章

## 高齢者をケアの対象ではなく主体的なパートナーにする

### —意思決定プロセスにかかわる重要な存在になる

## はじめに

　香川県のとある医療機関（A病院）では，高齢の患者はいつも安静な状態に置かれていた。安心・安全・安楽なケアを提供することに焦点が置かれ，特に必要とされていないときでもいつでも，車椅子を利用するのが常であった。患者が一日中ベッドや車椅子で生活をすることでもたらされる危険が他にあることは，意識されていなかった。患者は，介護スタッフによってベッドから降ろされ，トイレに行き，入浴をして着替えをし，食事をする。これらすべてに介助が提供されていた。日常の生活に必要な一挙手一投足の行動すべては，安全を確保するために患者自らは行うべきではないとされていた。そして，過剰ともいえるほどに安全を意識したケアは，患者自身とその家族から求められていたものでもあった。

　しかしながら，それは「良いケア」といえるのだろうか。この安全性の考え方自体が，逆に危険な状態を促すともいえないだろうか。私たちの身体の機能は"使わなければ失われていく"。つまり，日に日に患者はその身体機能を失っていくのである。

　そこでA病院では，一つの挑戦が試みられた。高齢者一人ひとりを次のような形でケアの主体的なパートナーとしての存在に変えたのである。

- まず，その人が今ここに存在する事実を重要なことだと認識する
- その人の思いや価値観，趣向，そして必要としていることを確認する
- 安全性を重視しながら，日中を活動的に過ごす方法を検討する
- 車椅子やベッドで過ごす時間を減らす
- 身体機能を向上させることに重きを置きながらケアを提供する

<br>

## 1　すべての動きをトレーニングとして活かす

　患者の身体機能を維持し，そして向上させるケアとはいったいどういったものだろう。長くベッドで横になり，当然のように車椅子で移動し，客観的・看護的にみても不必要と思われるケアまで提供されている状況から，より活動的で自立した日常の生活状況に変えることは本当に可能であろうか。そのためには，まずケアを提供する側がこれまでのケアを見直し，高齢者の動きすべてをトレーニングのチャンスとして活用するようなケアに変えなければならない。この挑戦の舞

台となった A 病院の院長は，ケアの文化を変革することを決断した。

　まず，院長は 80～90 代の 4 名の高齢女性患者を選び出し，この試みへの協力を依頼した。この挑戦の目標は，これらの高齢者が日常生活に必要となる次のような行動を，他に頼ることなく一人で可能な限り実践できるようになることであった。

- 立ち上がる／座る
- ベッドから降りる／ベッドに横たわる
- トイレに行く
- 服を着る／服を脱ぐ
- 食事をする
- 入浴する
- 階段を上り下りする／散歩をする
- 外出する

　4 名の高齢女性が，病院のスタッフとともに自分の生活を自らコントロールし責任をとるために，入念な準備が進められた。一人ひとりに，すべての動きをトレーニングとして活用していく新たなプランが組み立てられ，それを支えるチームについての説明を行った。そして，トレーニングを開始する前に，理学療法士（physical therapist：PT）によって，それぞれの身体機能の評価が行われた。

## 2　高齢者の思いとは

　当初，病棟の多くのスタッフがこの挑戦（トライアル）に対して懐疑的だった。高齢者に意見があるだろうか。今さら変化や選択肢に彼らが興味を示すだろうか。4 名の高齢女性たちの反応に期待を寄せるスタッフは少なかった。

　結果は，その予想に反する形として出た。4 名の女性はみな，より活動的な未来を積極的に選択したのである。自分の身体を維持したいと願い，日々の生活を自由に選択できるようになりたいという意思をもっていた。

　この 4 名のみならず，すべての高齢者には意思があり，それを伝えたいと願っている。その思いに気づけない私たちにこそ，問題があるのではないか。ケアを提供する者として，患者の意思に耳を傾け，その思いに添ったケアを提供するための時間をもち得ているだろうか。患者をケアの対象ではなく主体的なパート

図2-1　高齢女性たちと目標

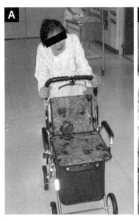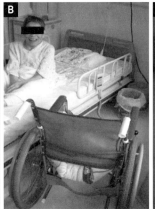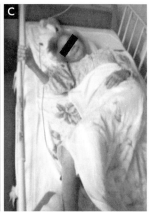

A：私の目標「杖のみで歩くこと」
B：私の目標「数歩でも自分の足で歩くこと」
C：私の目標「もっと元気になること」


ナーとして位置づけてかかわるためにはどうしたらよいだろうか。A病院でも
検討が重ねられた。

　このトライアルプログラムではまず，協力者でもある高齢者一人ひとりを中心
に据えて，彼女たちの期待や願いについて確認し，目標を設定するためのミー
ティング（ゴール・ミーティング）を開催した。そこでは，日常の過ごし方やト
レーニングに関するどのようなことでも意見として歓迎され，確認できた思いや
目標をホワイトボードに記載していった。その目標の横には，日々の運動のメ
ニューとそれぞれの運動のポイントが記載された。このホワイトボードは，4名
の女性のベッドの頭上に掲げられた。そして彼女たちは毎日，このホワイトボー
ドを目にしながら，この目標が自分のものであること，自分がこの挑戦の主人公
であることを意識し，維持するようになった（図2-1）。

　ここで大切なのは，現時点のその人の能力に沿って目標を適切なものに調整す
ることである。例えば図2-2に示した写真の女性は，初回のゴール・ミーティン
グで「車の運転をしたい」という思いを語ったが，その後，何度かのゴール・ミー
ティングを重ねるなかで「車椅子を使わずに外出すること」という目標に変わった。

　この4名の女性を対象としたトライアルプログラムは，本人と看護師および他

図 2-2　高齢女性の目標とゴール・ミーティングの様子

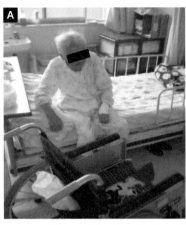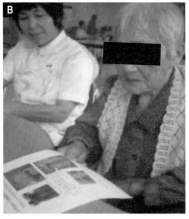

A：私の目標「車椅子を使わずに外出すること」
B：ゴール・ミーティングの様子。介護スタッフや PT らとともに，本人中心の目標
　　ミーティングを開催。これからの計画について，写真などをもとに話し合う。

のスタッフのチームによる話し合いに基づいて進められた。チームの構成員とし
て選ばれた担当 PT は，1 週間に一度のゴール・ミーティングに参加した。この
ゴール・ミーティングにおいても，中心に据えられたのは 4 名の女性たちの意向
である。この 1 週間で何を実践できたのか，次の 1 週間で何に注目して進めてい
くか。これらを本人も含めて話し合いながら，トレーニングの内容も本人の意思
に沿って変更していくことを重視した。
　このように本人とのやりとりを続け，その意思を尊重しながら，ケアやトレー
ニングに主体的にかかわってもらうことは，トライアルプログラムの結果を左右
するとても重要なポイントであった。そのため，看護師は 4 名の女性それぞれと
対等に接し，良い関係性を維持することを重視した。

# 3 　1 日 24 時間を用いた特別なトレーニング

　トライアルプログラムに挑戦した 4 名の女性たちは，日常生活に必要なすべて
の動作について，自分でできることを増やしていくためのトレーニングを看護師

### 図2-3　自分でできることを増やしていくためのトレーニング

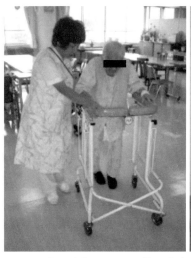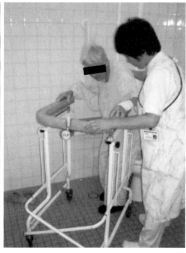

すべての動きが「トレーニング」の機会になる。歩くことも自分でトイレに行くようになるための大切なトレーニングである。

とともに実施した。

- 立ち上がる／座る
- ベッドから降りる／ベッドに横たわる
- トイレに行く
- 服を着る／服を脱ぐ
- 食事をする
- 階段を上り下りする／散歩する
- 外出する

　これらすべての動きに基づくケアは，サポートの仕方によってはトレーニングになり得るものである（図2-3）。もちろん介護スタッフが，すべて介助して実施してしまうほうが仕事としては早く終わるだろう。しかしながら，どんなに時間をかけてでも，これら日々の生活に必要となる動作を患者自らができるようになるための方法を示して導き，本人があきらめそうになっても動機づけ，くじけそうになっても勇気づけながら続けていくことが重要である。それこそが求められるケアだともいえる。

これらの日常生活動作のトレーニングに加えて，4名の患者は，PTとともに月曜〜金曜日の間，1日30分間の歩行訓練も行った。自分でもはっきりわかるほどの進歩と毎週開催されるゴール・ミーティングによって，4名の女性たちのモチベーションは維持された。

## 4　挑戦の成果

　この挑戦を開始してから4カ月後，トライアルプログラムに参加した4名の女性の身体機能の評価を行った。PTはもちろん，かかわったすべてのスタッフが参加したこのアセスメントでは，4カ月という短期間であったにもかかわらず，全員が機能を向上させ，目標を達成したことを確認できた。そして，より活動的な生活を営むために新たなゴールを設定し，その目標に向けて日々のトレーニングをスタートさせたのである。

　それまでは，長く寝たきりの生活で，ベッドから起き上がり車椅子に乗り移ることも自分一人ではできなかった4名の女性たちが，写真のように生き生きと生活を送るようになった（**図2-4**）。日常の生活に必要となる動作の多くが，介助

**図2-4　4名の女性たちの挑戦の成果**

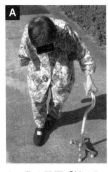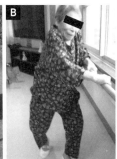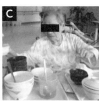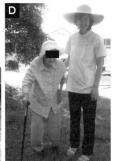

A：私の目標「杖のみで歩くこと」，FIM 104点→115点
B：私の目標「数歩でも自分の足で歩くこと」，FIM 92点→111点
C：私の目標「もっと元気になること」，FIM 56点→73点
D：私の目標「車椅子を使わずに外出すること」，FIM 113点→120点
FIM：functional independence measure，機能的自立度評価法

を必要とせずにほとんど一人でできるようになり，そして外出を楽しむまでになったのである。

　なお，これらの成果を正確に評価するためには，高齢者の機能やADLのレベルを計測するツールが必要である。その一つとして，バーセルインデックスを第7章に掲載しているので参照してほしい（p110）。PTと看護師や介護スタッフとが互いに効果的なチームワークを展開するうえでも，このようなツールはとても重要な役割を果たす。看護師も，運動やアセスメントツールに対する最新の情報を蓄えておくことが求められる。

## ▐ 5 ▐ この挑戦から私たちが学ぶこと

　看護師は，ケアを提供することを通じて，それに付随するプラスアルファの効果をもたらさなければならない。つまり，これらのケアは，本来であれば自分自身でできるように維持されるべきものであり，他人に一層依存してしまうようなケアであってはならない。その人の機能が維持されるように，自らの生を自分で営む力を失うことがないように，ケアは提供されるべきである。そのためには，ケアのなかでみられるすべての動きをトレーニングの機会として活用する。それこそが，高齢者が老年期をより幸せに，活動的にまっとうするために必要なものなのである。

　そのためにも，私たちは，何よりも先立って高齢者の言葉に耳を傾けなければならない。彼らには意思があり，その思いを伝えたいと願っている。年齢を重ねることは悪いことばかりではない。どんなにか弱くみえたとしても，誰しもが生きるための力を有し，いつでもそれを活用し，向上させる可能性は残されている。デンマークの哲学者セーレン・キルケゴールは次のように述べている。

　　人をある定めの場所まで連れ出すことに真に成功するためには，何よりもまず努めて「彼」の居どころをつきとめ，そしてそこから始めねばならない[1]

---

*1 セーレン・キルケゴール著，田淵義三郎・久山康訳：キルケゴール著作集18─わが著作活動の視点
　　野の百合・空の鳥，p.39，白水社，1963.

**図2-5　活動的な生活を送るようになった女性患者**

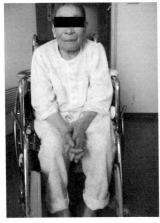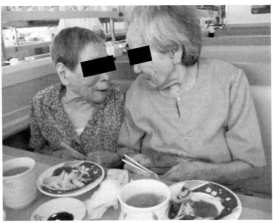

たとえ数歩だったとしても自分で歩くことができたなら，パジャマを脱いで，車椅子を置いて，洋服に着替えて，回転寿司のランチに出かけることもできる。

　A病院では，トライアルプログラムに参加した4名の高齢女性を，寝たきりの車椅子生活から外出を楽しむことができるまでの活動的な生活へと変化させた（**図2-5**）。看護師や介護スタッフが必要以上のケアを提供するのをやめたことによって，彼女らの自尊心が高まった。最終的に彼女たちは，ケアを介した主体的なパートナーとなり，受け身で依存がちな生活スタイルから脱却することに，極めて前向きに取り組んだ。

　誰しも人は，選べるとしたならば，元気な身体を維持し，誰にも頼らずに自分の足で立ち，生をまっとうしたいと考えるのではないだろうか。だからこそ，高齢者に期待することを躊躇してはならない。彼らはあなたが想像するよりもはるかに力を備えている。そして，むしろ考えなければならないのは，あなた自身のケアの質やそれによってもたらされる結果である。もし，あなた自身やあなたの家族がケアを受ける対象者だった場合を想像してみてほしい。自分の提供しているケアが不十分だと感じるならば，今，目の前にいるあなたの患者にとっても決して満足いくものではないはずである。

# 学びの POINT

## 1. あなたの意見は？

• あなたの病棟では，安全性はどのように維持されていましたか？
• それに対してあなたはどのように感じましたか？

## 2. あなたに何ができるだろうか？

•「安全性」と「機能維持」のバランスをとることを考えましょう。
• すべての日常生活動作を，身体を動かす機会として捉えるケアのあり方を考え，
実践してみましょう。

## 3. 看護倫理の視点から考えてみよう

• 高齢で虚弱な患者に，意見などないと決めつけていないでしょうか？
• 彼／彼女らの主体性を尊重するケアとは，いったいどのようなものをいうので
しょうか？

# 第3章

## リハビリテーションの成功の鍵は看護師が握る

## はじめに

前章で紹介した香川県のA病院は，回復期の病院機能を備えた医療機関である。回復期の医療の任務は，急性期の治療を終えた患者に集中的なリハビリテーションを提供することだ。A病院の患者の多くは近隣の地域住民であり，疾患別では脳卒中の患者が多かった。

脳卒中は，脳出血と脳血管に血栓が詰まった場合に起こる脳梗塞に大きく分けることができる。脳出血やくも膜下出血では，重度の障害が残る場合が多く，理学療法や作業療法，言語聴覚療法などの専門的な機能訓練を必要とする。そこまでには至らない脳梗塞患者も，急性期病院での長期にわたる入院期間中に身体機能を大幅に減退させてしまうことが多い。

急性期病院では，圧倒的にリハビリテーションの時間が不足している。ベッド上で安静にする期間が長引けば，それだけ人間の筋力は衰え続ける。1週間で10〜15%が失われ，特に起き上がる・座る・立位の姿勢を保つといった日常生活に欠かせない動作に用いられる部位の筋力が，弱まりやすい。

## 1 そもそもリハビリテーションとは

リハビリテーションとは，患者が健康を損なった後に重要な機能を回復させるためのプロセスである。その目的は，患者の感情や思い，意向を尊重しながら，「その人の生」をまっとうすることにある。したがって，脳卒中患者のリハビリテーションの目標や内容は，人によってさまざまに異なる。そのなかで一つ共通していえることは，脳卒中発症後のリハビリテーションは，開始のタイミングが早ければ早いほど良い結果につながるということである。

このリハビリテーションには2つの要素があることを忘れてはならない。心理的変化を伴う内面的プロセスと，より実用的な身体の変化を伴う外面的プロセスである。これら2つのプロセスを統合していくことに重要な意義がある。

本章では，これらのプロセスを，重度の脳卒中患者の例でみていくことにする。

### 1）内面的・心理的プロセス

重度の脳卒中を発症した直後の患者は，その家族とともに大きなショック状態に

陥っている。生きる希望を失い，夜は眠れず，深い悲しみと孤独に苛まれる。そのような生死にまつわる不安から，しばらく時を経ると，少しずつ未来に対する不安へと移行していく。今，あなたの目の前にいる患者は，このプロセスのどの段階にいるのだろう。看護師としてそれを知るために必要なのは，患者の思いや感情に真摯に向き合い，支援に取り組む姿勢である。

　内面的・心理的プロセス（以下，心理的プロセス）のなかで，患者の未来に対する思考は，例えば次のような疑問として現れる。

- これからどう生きていけばよいのか
- 日常の生活はどうなってしまうのだろうか
- 家族を養い続けることはできるのだろうか
- 仕事に復帰できるのだろうか
- ローンの返済はどうすればよいのだろうか

　これらの心理的葛藤に本人が十分に対処できていないと，身体的リハビリテーションに取り組む姿勢までもが大きく影響を受けることになる。

## 2）外面的・身体的プロセス

　外面的・身体的プロセス（以下，身体的プロセス）のリハビリテーションは，身体機能の回復を目的とした訓練である。心理的プロセスに比較して，身体的リハビリテーションの重要性は患者自身も理解しやすい。機能訓練の指導を行う理学療法士（PT）や，看護師，介護スタッフなどのサポートのもと，身体機能の回復をめざす実用的な訓練が実施される。安全な歩行や階段の上り下り，発話やコミュニケーション，ベッドからの起床／臥床，更衣，トイレでの排泄，入浴などの日常動作について，介助や補助具を必要に応じて用いながら，自らできるようになることをめざした訓練が行われる。

　機能訓練を行う専門職であるPTや作業療法士（occupational therapist：OT），言語聴覚士（speech therapist：ST）は，看護師と同等の養成期間を経て国家資格を取得する。つまり，教育レベルは看護師と同等である。看護師と機能訓練スタッフが水平的なチームワークを築くことで，患者の訓練をより効果的なものにすることができるだろう。

# 2 リハビリテーションを支えるチームワーク

チームワークとは，ある一つの目標に向かって複数の関係者が協力しながら取り組むプロセスのことである。リハビリテーションの効果を上げるためには，患者とその家族を中心に据えて，すべての専門職との緊密な協力体制が築かれなければならない。とはいえ，患者とその家族がチームの一構成員となり，専門職のパートナーとしてリハビリテーションに主体的に取り組む環境を築くことは，容易ではない。そのための特別なサポートが必要とされる。

例えば，脳卒中を患った者は「完璧な患者」になりやすい。「完璧な患者」は，専門職のスタッフに疑問をもつことがない。言われたとおりのことをこなし，病棟の慣習に自らを合わせることをいとわない。スタッフの都合に合わせて訓練を受けられるようにいつでも待機している。決して訓練の邪魔をしない。その代わり，彼らはリハビリテーションの結果に対して自分で責任を負う心構えがない。リハビリテーションには自らの今後の生活がかかっているにもかかわらず，他人まかせのまま入院期間を過ごす。それが，「完璧な患者」である。

患者をこのような「完璧な患者」にさせないためにはどうしたらよいだろうか。

一つに，チームワークの築き方がある。それがいわゆる「患者中心のケア」である。まずは患者自身の意向を聞き，情報を提供し，患者自身を中心に据えてケアを提供し続ける。最も優先すべきなのは患者本人の意向や目標であり，リハビリテーションの成果の鍵を握るのは「自分自身」なのだと自覚してもらう。つまり，リハビリテーションの最大の効果をもたらすために，そのプロセス自体に患者本人を主体的で同等のパートナーとして迎え入れるのである。

前述の香川県のA病院では，デンマーク流の「患者中心チームワークモデル（patient centered teamwork model）」を採用した。患者とその家族が中心に据えられ，アセスメントや治療を提供する医療スタッフがその周りを囲む。看護師や介護スタッフは，24時間体制でケアや日常生活動作のトレーニングを行い，治療のサポートも務める。そしてPTやOT，STがそれぞれの機能訓練を行う。図3-1に示すとおり，患者を中心としたチームワークを築くうえでは，専門職も縦割りであってはならない。どのようなときでも専門職同士の横のつながりは保持しなければならない。異なる専門職間の，垂直ではなく水平的で緊密なチームワークが，最大の効果をもたらすのである。

## 図 3-1　患者中心チームワークモデル

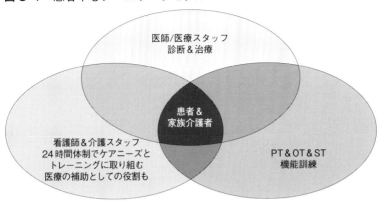

急性期の医療機関には，リハビリテーションなどの機能訓練のための資源が十分に備わっていない場合が多い。急性期の治療中に使われずに急速に衰えてしまった身体機能のことを考えれば，回復期の医療機関では，入院初日から迅速にリハビリテーションを開始することが自ずと求められる。

しかしながら患者やその家族は，長期にわたる急性期の入院期間中にすっかり受け身でいることに慣れてしまう。そのため，回復期の医療機関に転院したとたんに，自ら主体的な役割を果たすようにと求められたとしても，その必要性を理解できずに戸惑いを示すことも多い。だからこそ看護師や介護スタッフは，入院初日から患者や家族の思考の変化に対するサポートに努めなければならない。これが患者のリハビリテーションを成功に導けるか否かを左右する重要な任務となる。

つまり，前述したモデルのように，患者とその家族をチームワークの中心に据えるということは，彼らにすべてにおいて積極的な役割を担ってもらうことを意味する。すなわち，訓練の方向性を決定するカンファレンスでは，患者自らが主体的に意向を表し，自ら入院期間中の目標を立て，進捗をフォローアップするためのゴール・ミーティングでも「核」となる存在として参加することになるだろう。もはや，専門職が決めたことを聞き入れるだけの「受け身」ではいられないのである。

## 3　患者自身が行うリハビリテーションの目標設定

　A病院では，入院初日から各患者の担当看護師と担当PTを決定し，リハビリテーションの全過程を前述の「患者中心チームワークモデル」を用いながら協力して実践することとした。ここでは，その具体的なプロセスを確認してみよう。

### 1）担当看護師の役割

　担当看護師は，入院期間中のすべてのプロセスにおいて，患者のそばに寄り添いながら，リハビリテーションに患者自身が関心を寄せられるように支援する。患者やその家族に選択肢の情報を提供し，患者の悩みや思い，そして希望について口に出せる関係性を築く。そこで有効なのが「ゴール・ミーティング」である。患者とともに（可能であればその家族も），ゴール・ミーティングに参加するための準備を開始する。

　まず入院初日，担当看護師は患者に対し，次のような点についてアセスメントを行う。

- どのような人柄なのか
- 今現在はどのような思いにとらわれているか
- この患者に特有の心配事は何か
- この患者に特有な強さはどのようなものか
- どのような支援を求めているか
- 1年後の生活をどのようなものにしたいと思い描いているか
- どのような社会的役割がこの患者にとって重要な位置を占めているか（例：配偶者としての自分，父としての自分，会社の部長としての自分など）
- この患者は自分の生活のなかで何を重視しているか（例：仕事，趣味，友人など）

　ここでの担当看護師の重要な役割は，その患者に必要とされている支援のみならず，その人に備わる特別な力を見つけ出すことにある。どれだけ多くの力をその患者から見出すことができるか。そこがまさに看護師の腕の見せ所だともいえよう。

　図3-2に示した写真は，患者と担当看護師が翌日に予定されているゴール・ミーティングの打ち合わせをしている様子である。患者の目標を記載したボード（ゴール・ボード）は，いつでも目にすることができるようにベッドサイドに掲

**図 3-2　次回のゴール・ミーティングに向けて打ち合わせをする患者と担当看護師**

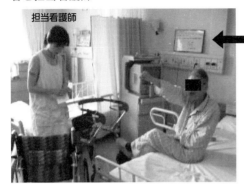

担当看護師

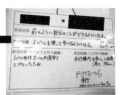

ゴール・ボード

示してある。ゴール・ボードは，自分で設定した目標を「見える化」するものである。この目標に向かうのは自分自身であり，日々の機能訓練やリハビリテーションをこなしていかなければならないのも自分自身であるということを，患者に思い起こさせる重要なツールとなる。

## 2）担当 PT の役割

　担当 PT は，診療報酬上の規定に基づいて，およそ 1 日 1 時間程度のリハビリテーションを提供し，身体機能の回復などについて評価を行う重要な役割を担う。重度の障害をもたらす脳卒中患者には，経験豊富な PT の存在が不可欠である。そして，PT と看護師は，週一度のゴール・ミーティングで顔を合わせるだけではなく，日常的なコミュニケーションを欠かさずに連携を密にとることが重要である。

## 3）ゴール・ボードとゴール・ミーティング

　ゴール・ボードを活用するのはなぜか。

　ゴール・ボードは患者の願いや目標を反映させることのできる実用的なツールである。それと同時に，前述のとおり，その目標を達成するために毎日の訓練が必要となることを，患者や家族に常に思い起こさせ，自覚させる役割も担う。

　ゴール・ミーティングでは，まず，これまでの訓練に対する成果を評価する。それに基づき翌週のトレーニング内容を患者やスタッフとともに決めていく。ここで重要なのは，患者や家族にわかりやすく正確で丁寧な説明を行うことである。

図3-3　患者自身でゴール・ボードに書き込む

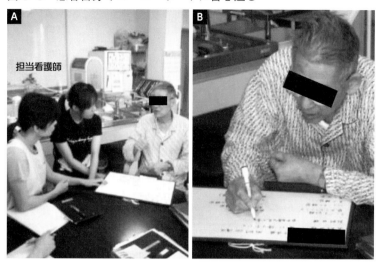

A：患者と担当看護師，介護スタッフがゴール・ボードをもとにゴール・ミー
　　ティングの打ち合わせをする
B：患者自身がゴール・ボードにリハビリテーションの内容を書き込む

それによって，より良い緊密なチームワークが育まれる。

　そして，患者自身が次週からの新たな目標をボードに書き込むことが望まし
い。自ら書くという行為を通じて，自分の目標であるという自覚がより高まるこ
とになる（図3-3）。

　担当看護師と患者がどのような関係性を構築できるか，これが回復期病棟に入
院している期間中のリハビリテーションの効果に大きな影響をもたらす。看護師
にとって患者からの質問にこたえることは，関係性を深めるチャンスである（図
3-4，3-5）。どんなに小さな問いでも，耳を傾けなくてよいものなど一つもな
いだろう。

　患者は，専門職が想定する以上に多くの能力をもち得ているということを忘れ
てならない。私たちが勝手に限界を設定してはいないか常に振り返ることが大切
である。今，患者ができることに光をあてて，患者が自信を育んでいくことも重
要である。患者の抱える課題に着目しすぎてはならない。

　ゴール・ミーティングには，患者と家族が共に参加できることが望ましい。図
3-6に示した写真のように，手持ちのホワイトボードを用いると，患者や家族

を中心に据えて説明を行い，話し合いをしながら共有できる。ここで重要なポイントは，ゴール・ミーティングの雰囲気を重苦しいものではなく，終始心地良い空間にすることを心がけることである。

図 3-4　担当看護師，担当 PT とともに患者自身がリハビリテーションの目標を調整するゴール・ミーティング

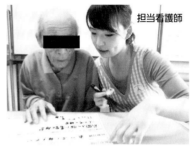
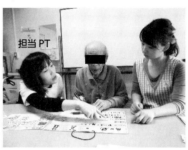

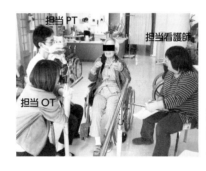

図 3-5　患者と担当看護師，担当 PT や OT などがゴール・ミーティングを開催している

図 3-6　患者と家族介護者とともにゴール・ミーティングが開催されている

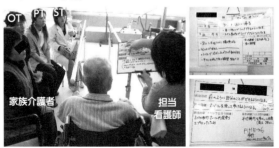

写真右のゴール・ボードは，患者ごとに書き込まれる内容が異なる。

# 4 リハビリテーションにおける看護師と介護スタッフの役割

　看護師の役割は時代に応じて変化してきた。これまで医師による診療の補助が看護師の主たる任務であり，医療機関のなかでは診断や治療の補助業務を主として担うことが多かった。この点，回復期病棟におけるリハビリテーションで最大の効果を引き出すためには，今後，看護師の働きが鍵となるだろう。特に担当看護師として，入院期間中の患者の，すべての動きをトレーニングの機会として活用することが求められる。

　A病院の院長は，医療機関の機能転換を進める際に，看護師の役割も同時に変革したいと考えた。院長は，これからの看護師は，「チームワークを構成する主体的なパートナー」となり，「記録作成に時間を奪われすぎることなく，医師の指示待ちでなく，自らの職務を自らの職責のもとで果たす存在となるように」と看護師に求めたのである。

　看護師が主体的に役割を果たす際に持ち合わせなければならない2つの視点がある。すなわち，

①医師の視点（患者の「疾患」をとおした視点）

　「疾患」とは，患者が有する医学的問題に対する医師の見立てであり，診断や処方，すなわち治療／治癒することを目的とした視点ともいえる。

②患者の視点（患者の「病（困難)」をとおした視点）

　「病」とは，健康を害することによって影響を受けた患者の生活上のさまざまな困難にも通じるものであり，癒しが提供される対象ともいえる。

である。

　この「医師」と「患者」の視点，双方を十分に理解しながら提供される看護師によるケアが，リハビリテーションの効果を短期間で最大にもたらすために必要とされる。

　一方で，回復期病棟の平均在院日数は3カ月程度にまで短縮されている。PT，OTやSTによる週末を除く平日1時間程度の機能訓練のみで，この短期間に最大の効果をもたらすことは難しい。24時間体制でケアを提供する看護師と介護スタッフによる特別で積極的なかかわりが求められている。つまり，24時間すべての患者の動きをトレーニングとして活用しながら，入院期間中のリハビリテーションの効果を最大限に引き出す責任は，看護師と介護スタッフにもあるという

ことを，私たちが自覚する必要があるだろう。

　この点について，ケアを提供するうえですべての動きをトレーニングの機会として活用するという考え方は，看護師の役割を定義したヴァージニア・ヘンダーソンの次の一節とも呼応するものである。

　　　*看護師の独自の機能は，病人であれ健康人であれ各人が，健康あるいは*
　　　*健康の回復に資するような行動をするのを援助することである。その人*
　　　*が必要なだけの体力と意思力と知識とをもっていれば，これらの行動は*
　　　*他者の援助を得なくても可能であろう。この援助は，その人ができるだ*
　　　*け早く自立できるようにしむけるやり方で行う。*[1]

　筆者個人の考える看護師の役割も，ヘンダーソンの理解に近いものである。看護師の役割は，患者の能力や自立を，可能な限り早い段階で取り戻すことにある。より具体的には，車椅子ではなく自らの足で立って，必要であれば杖を使って，退院の時を迎えてもらう。その実現のために，不断の努力を惜しまない患者を支えることに私たちの役割がある。

　しかしながら，これを看護師が単独で実現することはできない。患者と家族，介護スタッフ，PT，OTやSTなどとの日々の緊密なチームワークがあって初めて，短い入院期間中に最大の効果を導き出すことができるのである。

　看護師とPT，OTなどは，前述したように，同程度の養成期間を経て国家資格を取得する専門職同士である。垂直的ではなく水平的な連携を築くことによって，患者により良い影響をもたらすことができる。個々の専門職としての能力や経験に加えて，チームワークの質が，患者のリハビリテーションの質を左右するのである。重度の脳卒中患者が車椅子のまま退院の日を迎えるか，あるいは杖をついて歩いて病院の玄関を後にするか。チームワークのあり方がその結果を左右するといっても過言ではないだろう。

　そして，ここでも忘れてならないのが，リハビリテーションのプロセスを仕切る最終的な意思決定権者は，患者とその家族だということである。もちろん，看

---

[1] ヴァージニア・ヘンダーソン著，湯槇ます・小玉香津子訳：看護の基本となるもの，p.14，日本看護協会出版会，2016.

護師や他の専門職が個々に経験を積み，知識を蓄えるに越したことはない。しかしながら，それを振りかざして高圧的な態度をとってはならない。上下関係や専門職の領域にとらわれた縦割りの意識を捨て，これから続く患者の未来がより活動的で幸せなものになるように，共に取り組む姿勢が重要である。

## 5　時には手を出さずに見守るのもひとつ

　入院中の患者の見舞いにきた家族に，必ず尋ねる質問が筆者にはある。「今入院中のご家族が，退院までに自分でできるようになっておいてほしいことは何ですか」。

　この質問に対してほとんどの家族はこう答える。「トイレを一人でできるようになってほしい」。つまり，これが患者と病棟スタッフの入院期間中に達成すべき最重要項目である。

　とはいえ，回復期病院に転院してきたばかりの患者は，トイレはもとより，すべてのセルフケアにサポートを必要としている場合が多い。したがって看護師と介護スタッフは，患者個々の機能回復のペースに合わせ，自ら提供する介助の内容や程度も調整する必要がある（図3-7）。機能が回復していけばいくほど，直接手を出さずに，見守る機会を徐々に増やしていくことになる。ケアの提供者とい

図3-7　看護師から起床後のセルフケアの介助を受ける患者

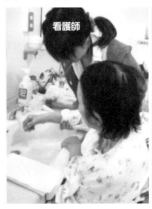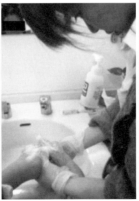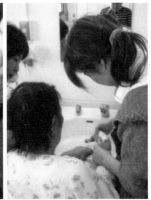

図 3-8　患者がトイレに行くためのトレーニング

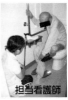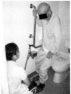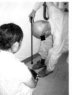

担当看護師

う立場から，トレーニングに取り組む患者を勇気づける応援団へと役割を移行させる。別の言葉に言い換えるならば，看護師や介護スタッフは患者の腕利きの専属トレーナーとなるのである。

　**図 3-8** に示した写真は，患者が一人でトイレを使用する方法をトレーニングしている様子である。付き添う看護師は必要以上に手を貸すことなく，患者の動きを見守っている。これが，患者のすべての動きをトレーニングの機会に活用している実例である。

## 6　弱点の克服

　患者には個々に異なる弱点がある。退院までにそれらの弱点を克服し，あるいは少なくとも何らかの方法で解消する道筋を立てておかなければならない。患者の弱点がどこにあるかは，日々のケアを通じて明らかになっていく。例えば，**図3-8** の写真の患者は，一人でトイレに行けないことが弱点であり，それを克服するためのトレーニングを行っているともいえる。

　また，ベッドから起き上がり，あるいは椅子から立ち上がるといった日常生活に欠かせない動作を弱点とする患者も多い。この弱点を克服できれば，退院後の自宅での生活がより過ごしやすいものになる。**図3-9** に示した写真は，支えなしで椅子から立ち上がり，また座ることができるようになるための機能訓練の様子である。この立ち上がり訓練は，時間さえあればどこでも続けられる。患者が弱点を克服するまで，根気よく個々の能力に合わせて繰り返し行うことが必要である。

　担当看護師は，ケアを提供しながら患者の弱点を見出し，弱点に合わせた適切

**図 3-9 立ち上がり訓練**

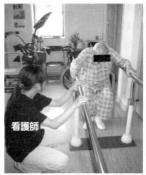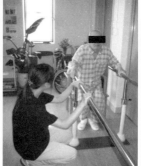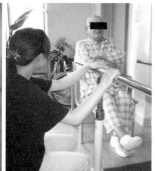

なトレーニングを提供していく。退院後の生活に大きく影響をもたらす基本的な動作，例えばベッドからの起き上がり，椅子からの立ち上がり，そしてトイレを利用する動きにかかわる弱点を，入院中に克服しなければならない。短い在院期間のなかで効率的に身体機能を最大に向上させるためには，入院中に時間を無駄に過ごす暇などないのである。

## 7 グループトレーニング—身体的プロセス

　回復期病棟での入院期間は短縮傾向にある。したがって看護師には，退院時に患者が自らの足で立って生活できるように，効率的に支援する責任がある。その責任をまっとうする有効な手段の一つに，グループトレーニングがある。

　グループトレーニングを始めるにあたり，まず患者の機能に応じたグループ分けを行う。そして，グループごとにその機能に合わせて立ち上がりと座る動作のトレーニングを集中的に行う（**図 3-10，3-11**）。この動作ができれば，重要な日常生活動作を介助なしに行うことができる可能性が飛躍的に広がる。その可能性を，看護師がしっかり意識して実施しなければならない。

　また，写真に示した患者がみな普段着であることにお気づきだろうか。入院期間中も，日中，患者はできる限りパジャマを脱いで生活することも大切である。お気に入りの服に着替えることは，自分が患者であるというイメージから抜け出

**図3-10** 昼食前と昼食後の時間を利用して病棟の廊下で行う看護師主導のグループトレーニング

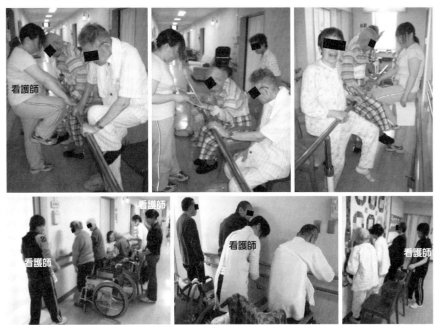

**図3-11** 機能別にグループ分けをし，各グループの機能に応じたトレーニング内容を看護師が主導する

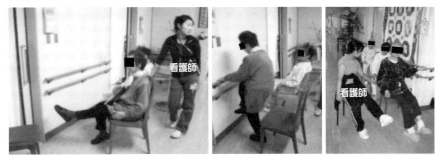

す，退院に向けた心の準備としてもとても有用である。加えて，退院後の自宅での生活に向けたトレーニングであるというメッセージを，患者とその家族に伝えることができる。

服装のことでいえば，写真のなかのトレーニングを主導する看護師が，ラフで動きやすさを重視した格好であることにも着目してほしい。日本の病院の機能訓練室では，一見，医師とも見間違える白衣を身にまとう PT や OT をよく見かける。デンマークの現場を見慣れた筆者からすると，水平的なチームワークのもとで患者とコミュニケーションをとりながら訓練を展開するスタッフに白衣は不要だと思う。動きやすくて洗いやすく，共にいる相手が居心地の良さを感じるスタイルが，最も回復期病棟に合っている。

　そういえば，患者からの信頼の厚い A 病院の院長も，普段は白いガウンを羽織っている。しかし，筆者は幾度となく彼がそのガウンを脱ぐところを目にしてきた。それは決まって，患者と目の高さを合わせてしっかりと向き合いながら会話をするときだった。国外に目を移さずとも，見習うべきモデルはすぐ近くにいるものである。

## 8　心理的プロセスへのケア

　リハビリテーションというと，どうしてもその話題の中心は，例えば，歩行や入浴，排泄を自立して行えるか否かといったように，身体機能の内容に偏りがちである。しかしながら，この身体的プロセスと同様に重要なのは，その疾患がもたらしている心理的影響にどのように立ち向かうかという視点である。

　脳卒中を発症した直後の患者は，精神的にも混沌のさなかにいる。そして，治療を終えて急性期の医療機関を退院する頃には，その後の生活に対する具体的な不安が頭をよぎるようになる。「これから自分の生活はどうなるのだろう」「家族を養っていくにはどうしたらよいだろう」「以前と同じように仕事をすることはできるだろうか」。これからトレーニングに取り組もうとする患者を取り巻く環境や頭を支配する思いは多種多様であり，トレーニングに対する姿勢や思い入れも，次のように異なるものである。

- 「苦労してトレーニングする必要なんてないんだ。家に帰ったらすべて妻が世話をしてくれるから」
- 「トレーニングは一応やるけど，退院後は静かに暮らしたいな。どうせ何もできないんだから」

**図 3-12　将来へ向き合うための道のり**

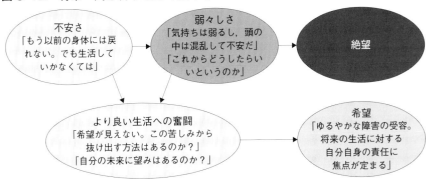

- 「トレーニングに取り組んで，また旅行にいけるようになりたいわ」
- 「妻に面倒をかけないためにも，トレーニングをして動けるようになろう」
- 「子どもを大学に入れてあげたい。一刻も早く職場復帰するためにトレーニングを怠けてはいられない」

　看護師は，このように患者ごとに異なるさまざまな心模様を読み解いていかなければならない。そのときに有用なのが，患者の心理的プロセスのモデルを描く「将来へ向き合うための道のり」である（**図 3-12**）。そして，患者が進む心理的段階の過程における支援に大きな効果を発揮するのが，患者同士やその家族とともに構成する患者会（ペイシェント・スクール）などの小規模のピアグループである。

　この「将来へ向き合うための道のり」が示すように，患者の感情は極めて大きくゆらぐものである。時に悲しみや怒りに向き合い，将来への不安をも直視し，自らの感情を曝け出すことも必要となる。

　心理的プロセスへのケアとして，患者自身がこの道のりのどこに今現在位置しているのかを認識し，次に進むべき方向性を見定めて一歩を踏み出すようサポートすることが重要である。**図 3-13**に示した写真は，回復期病棟で開催したペイシェント・スクールの様子である。

　このような会を企画するうえで重要なのは，先輩患者と先輩家族に参加してもらうことである。同じ経験をした者から発せられる言葉や佇まいは，今まさに気持ちの弱っている新たな患者にとって大きな刺激となる。

　この会の目的の一つには，患者の心の内側にある「どうせ車椅子生活になるん

**図 3-13　回復期病棟で開かれたペイシェント・スクール**

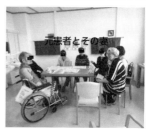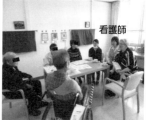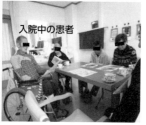

だ」といったあきらめの感情を取り除くことにもある。自分より先に発症した先輩患者の障害が残った姿に，おそらく「自分も発症前とまったく同じ生活に戻ることはないのか」と現実を認識するだろう。それでも，「人生まであきらめることはない」ということを知ってほしい。考え方を変えれば，これまでとは違う新しい道が開ける。たとえ障害が残ったとしても，幸せにはなれる。そういった先輩患者からのメッセージは，とても力強く響くだろう。

　このような会を進行する際に看護師が気をつけなければならないのは，ゆったりとした穏やかな雰囲気を維持することである。会話の合間に長い休憩時間をとるのもよいだろう。湧き上がる感情について患者が自ら考え，言語化するための時間はいくらあっても足りない。時に涙を流すことも，気持ちの整理には有効である。

　多くの患者にとって，この「将来へ向き合うための道のり」をたどるプロセスは，現実を直視するつらく大変な作業である。しかしながら，心の内側にある「車椅子（＝あきらめ）」を取り除くためには最も有効な方法でもある。家族自身にとっても，退院後の生活の不安を直視し，前向きにその課題に取り組む良い機会となる。また，入院期間中の身体的プロセスにおける機能訓練の成果を上げるためにも，「心の車椅子」を取り除くことは重要である。

　このようなペイシェント・スクールに参加し続けるなかで，患者は暗闇に包まれていた将来のイメージに一筋の光を見出すことができるようになるだろう。徐々に障害を受け入れ，退院後の生活に新たな可能性を思い描くことができるようになる。

　ここでも重要なのは，障害という限界ではなく，その人に残された能力や可能性に焦点をあてるということである。

# 9　入院初日から退院後の生活を見据えて準備する

　リハビリテーションの効果を最大にもたらすには，無駄な時間などはない。入院初日から退院計画をスタートさせる必要がある。担当看護師は，入院初日に患者の全体像を把握するための最も重要なアセスメントを実施する。この患者はどういった人物なのか。どのような力や資源を有しているのか。この人が大切にしているものは何か。

　やがて看護師は，経験を積むごとに患者の2つのタイプを直感で判別できるようになる。その患者が退院後，家族に24時間つきっきりで介護させることをいとわない「永遠の患者」タイプか，そうでないタイプか。そして「永遠の患者」タイプだったとして，その考え方を入院期間中に変化させるのに苦戦するタイプなのか，それにはどれだけの労力を必要としそうか。これらが自然と峻別できるようになる。

　繰り返しになるが，入院期間中のリハビリテーションの目標は，退院後の生活を活動的で自立した生活にすることにある。しかしながら，多様な患者のなかには，訓練に対するモチベーションが低い者もいる。消極的な患者は，まさに退院後も自宅でずっと患者のままでい続ける「永遠の患者」タイプであることが多い。担当看護師とPT，OTにとって，入院期間中に可能な限り患者のモチベーションを高め，日々の訓練に向かわせることは，とても重要な任務である。退院後も家族がその患者の「専属看護師」のようにつきっきりの介護をする必要があるか否かは，私たちの腕にかかっている。

　入院初日から退院に向けて取り組むが，入院から1週間後にはより実用的な項目の検討を始める。退院後の生活を見据えて，買い物や料理，洗濯など，自分に今必要とされているトレーニング（**図3-14**）は何かを検討する。回復期のリハビリテーションに携わる看護師は，疾患に対するケアのみに注力しているわけにはいかない。患者の退院後，自宅での自立した生活を想定しながら，生活者としてどのようなニーズを有しているのか，そのために今どのようなトレーニングを必要としているのか，広い視野で総体的にみていく必要がある。

　調理トレーニングは，退院後の健康的な食生活を支える重要な項目である。脳卒中患者の多くは，ある程度の障害が残った状態で退院を迎える。したがって，包丁で具材を切るといった調理の仕方にも工夫とトレーニングが必要となる。担当

図3-14 退院後に自立した生活をするためのトレーニング

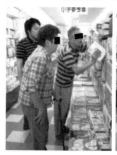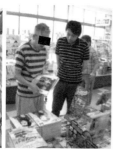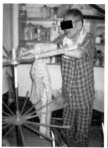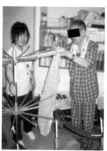

図3-15 調理トレーニング

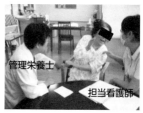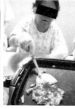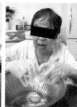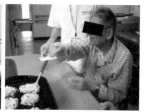

看護師は，退院までに補助具などの準備をしながら調理トレーニングをサポートする（**図3-15**）。特に糖尿病を患う患者は，管理栄養士と担当看護師の連携のもとで食生活に気を配るトレーニングを受けなければならない。

　また，高齢の患者のなかには，処方薬の理解と服薬方法についてのトレーニングが必要とされる者も多い。担当看護師は，入院初日のアセスメント時に，患者の服薬管理トレーニングの必要性の有無を確認する必要がある。**図3-16**に示した写真は，糖尿病（diabetes mellitus：DM）患者がインスリンの自己注射を，担当看護師とともにトレーニングしているDMスクールの様子である。入院期間中に自らこなせるようになるためには，より多くの回数を重ねて患者の自信につなげる必要がある。そのためにも，必然的に入院初日から毎食後のトレーニングを開始することになるだろう。

　考えてみれば，病棟の看護師と介護スタッフは特別な環境下にいる。なにしろ，24時間体制で患者にケアを提供するのだ。だからこそ，その立場を最大限に活用しない手はない。患者の就寝時間を除くすべての時間を，退院後の活動的な生活のために，不安や弱点を可能な限り小さくしながら準備にあてるのである。

**図3-16　インスリン自己注射を担当看護師とともにトレーニングする糖尿病患者**

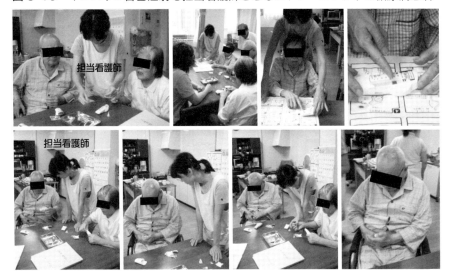

**図3-17　脳卒中の初期症状**

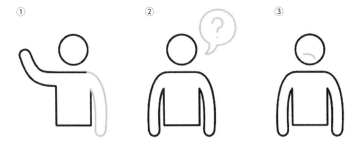

　加えて，脳卒中の再発時における対処方法を学ぶことも忘れてはならない。早期発見と早期介入のあり方によって，後遺症の大きさは左右される。特に脳梗塞の場合，発症後4時間30分以内に血栓溶解療法による治療を受けることができれば，予後が大きく好転する。一方，残念ながら，脳出血に対する効果的な治療はいまだ存在しない。

　**図3-17**のイラストは，脳卒中の初期症状をどのように見分けるかを示したものである。

　①腕や足の動き：腕や足を動かすようにしても，だらんとぶらさがったまま力が入らない

②会話：ろれつが回らず，言葉が出てこない

③表情：口元の感覚がおかしく，顔の半分が非対称に動かない

　このような症状がみられたら，すぐに一番近くの急性期病院に行くこと。これは退院後も患者が忘れてはならない大切なことである。

## 10　ケアの移行―不安に取り組む

　リハビリテーションを目的とした入院中の患者は，生命の危機にあった急性期のフェーズから，新たな生活に向けた準備期間ともいえる回復期のフェーズへの変遷の過程にある。その橋渡しを，次のようなキーワードとともにうまくサポートするのも，担当看護師の役割である。

- 訓練に負けない「意思の強さ」をもって努力する
- 残存機能に働きかけて「障害に合わせた生活スタイルに調整」していく
- 「あきらめず」に奮闘しながら日常生活を続けていく
- 「新たな知識や感性」を取り入れて習得する
- 退院日には自分が患者であるというイメージを捨てて「新たな日常をスタート」する
- 再発予防のためにも「持続可能な健康な生活」を維持する

　ケアの移行とは，すなわち，その人の生活や健康に重大な変化をもたらすものである。例えば，「入院」，その後の「退院」，医療機能の異なる病院への「転院」というような形で現れる。そのうえ，自身の健康状態にも変化が起こるというところに特徴がある。健康体だった人が病を思い，あるいはその患った病が治癒する場合もある。これらは人々の生活に大きな影響を与え，適切なサポートがなければ日常生活を「あっという間に」脆くするものにもなり得る。

## 11　まとめ

　Ａ病院では，多くの脳卒中患者を自らの足で立つところまで導いてきた。なかには仕事復帰を果たした人もいる。その間，Ａ病院の回復期病棟では，リハビ

リテーションの質を常に自己評価し続けた。自らの仕事がもたらした結果を直視することは，次に前に進む原動力になる。重度の脳卒中患者が自宅に退院し，車椅子生活ではなく活動的に過ごすためには何が必要とされているのか。どのように調整すべきか。常に問い続けながら進めてきた結果，患者のコンプライアンス（主体的なかかわり）を最大にすることが重要な鍵であることを見出したのである。

　回復期の入院患者には，急性期医療とはまったく異なる主体的な役割が待っている。リハビリテーションの効果を上げるためには，専門職に治療を一任してきた受け身の患者を，主体的なパートナーに変える必要がある。

　担当看護師は，患者の思考の転換に対して特に中心的な役割を果たす。重度の疾患を患い，大きな不安を抱える患者の気持ちを，例えば「24時間戦う」戦士のような積極的なものに変えられれば，その入院期間は自ずと患者中心に回り始めるだろう。リハビリテーションの効果にも大きな差が生じるはずである。患者自身がリハビリテーションの結果の責任を負う，主体的なパートナーとなる意識が芽生えれば，最大の効果が得られるのである。

　患者自身が障害を受容する心理的プロセスも，担当看護師による日々のかかわりが重要であることはいうまでもない。退院後の生活の幸福のためには，患者があきらめることなく，車椅子に乗ったまま退院する自分の姿を早くに頭から捨て去ることが不可欠である。

　退院後の活動的な生活のためにも，入院期間中，担当看護師は具体的に患者の退院後の生活をイメージしながら，トレーニング内容を総体的に検討する重要な責任を負う。患者を介護する家族を，退院後の患者の「専属看護師」にしてはならない。そして退院計画は，入院初日から開始しなければならない。入院中に身につけなければならない項目は，服薬管理から買い物，健康的な食事の調理方法，その他の家事全般まで多岐にわたる。

　本章では，複眼的な視野に基づく看護師の総合的なケアを提供する役割の重要性について説明してきた。患者は一人として同じではなく，それゆえ，ニーズもケアの内容もそれぞれに異なる。一方で，その患者の「目標」はある意味でみな，同じだともいえるかもしれない。それは，これから長く続く次の人生を活動的に過ごすことだ。なかには職場復帰をめざす者もいるかもしれない。

　それでは，退院後の生活が実際どうなるのか。入院期間中，訓練をこなしてきた元患者を退院後も支え続け，機能維持を図るためにはどうすればよいだろう

か。それでなくとも，人は歳をとる。退院後の機能を維持するだけでも苦労している患者が，加齢による身体の衰えをも実感する年齢となった場合には，どのような困難が生じるのだろうか。

次章では，重度の脳梗塞を患った一人の男性（Bさん）のライフストーリーを紹介したい。Bさんは，脳梗塞を発症後に治療を受けた急性期病院で「もう二度と歩くことができないだろう」と告げられ，退院後は直接特別養護老人ホーム（老人ホーム）へ入所するようにと勧められた。ところがBさんと家族は，老人ホームではなくA病院へ転院することを決めた。A病院では退院後から今日に至るまで，Bさんのフォローを続けている。

この事例は，退院後もリハビリテーションによって機能が維持されること，そして，さらなる向上も見込めることを示している。この実例をもとに，加齢とともに進む身体の衰えに争いながら機能維持をする様子をみていきたい。退院後のアフターケアプログラム，具体的には，前述したペイシェント・スクールに先輩患者と家族として参加してもらうことでコンタクトをとり続ける取り組みについても言及する。

# 学びのPOINT

## 1. あなたの意見は？
- 医療機関でいわゆる「完璧な患者」に出会ったことはありますか？
- その患者の担当看護師の役割はどのようなものだとあなたは考えますか？

## 2. あなたに何ができるだろうか？
- 家族や親戚，友人あるいは近所の人にモデルとして協力してくれる人を探しましょう。
- 協力者の身体機能のアセスメントをしましょう。
- 協力者の機能向上のために運動（食卓の椅子を利用した簡単な屈伸運動）を提案してみましょう。
- 10回の屈伸を何秒でできるかを計測しましょう。
- 毎週1回，計測した値の記録をつけて成果を見える化しましょう。

## 3. 看護倫理の視点から考えてみよう
- 時に患者は医療専門職に対して忠実すぎると感じることはないでしょうか？
- チームワークを組む患者と看護師の関係性は，対等であるといえるでしょうか？

第4章

寝たきりから杖歩行ができるまで
—脳梗塞の後遺症がある人のリハビリテーション看護

## はじめに

重度の脳梗塞を患ったとき，後遺症により歩けなくなることがまれにある。そういった状況に陥りながらも自らに生じた大きな変化を受け入れ，与えられた状況のなかで日常を営むべく努力を続ける人もいる。その一方で，生きる気力をなくしてしまう人もいる。思い描いていた人生が崩れ去った現実を前に，打ちひしがれる患者も多い。

とはいえ，これだけはいえる。厳しい現実に対して不屈の精神をもって立ち向かう姿に尊敬の念を禁じ得ない，そのような患者に出会う機会があなたの看護師人生のなかに必ず一度は訪れることだろう。そして，多くの患者家族は，素晴らしい忍耐力と精神性を私たちに示してくれるものである。本章で登場するBさん夫婦は，看護師や介護スタッフに多くの学びを授けてくれるまさに素晴らしい実例である。

Bさんは70代で脳梗塞を発症し，香川県の急性期病院に入院した。生死をさまよいながらの入院は約2カ月間続き，病院のスタッフはBさんの妻に次のように伝えた。「ご主人は二度と歩くことができないでしょう。退院後は老人ホームに入所できるように，今から手続きを進めておいてください」と。妻は夫が回復できるどうかもわからないなか，「真っ暗闇のトンネルに迷い込んだ気持ちだった」と思い返している。夫婦が一緒に営んできた生活が，そのときすべて崩れ去ったのだ。

しかし，妻は老人ホームへの入所手続きを進めることはしなかった。その代わりに，地域の回復期病院にコンタクトをとったのである。そこはまさに，前章で紹介したA病院だった。ケアとリハビリテーションに新たなアイデアを取り入れ，改革に取り組むA病院へBさんは転院した。

患者の治療やケアの内容が変化して，生活自体にも大きな変化が伴う移行期は，本人およびその家族に多くのサポートが必要とされる。特に急性期から回復期への移行は，大きな変化を強いるものである。A病院にBさんが転院してきたとき，筆者は初めてご夫婦にお会いした。その頃，ご夫婦はBさんの病状に対する不安に加えて，これからの生活に多くの悩みを抱えていた。

# 1 Bさんの目標

リハビリテーションは，患者が最大限の機能を回復し，自ら主体的に，自立した活動的な生活を送ることができるように支援することを目的とする。脳梗塞患者もリハビリテーションの効果をうまく発揮することができれば，退院後も家に閉じこもることなく，孤立することもなく生活できる。逆に，うまくいかなければ，退院後，家族があたかも患者の「専属看護師」のように献身的に介護に携わらなければならない事態となる。これは，まさにBさんが最も避けたいと望んだことであった。彼は，可能な限りこれまでと同じ状態に戻りたいと強く願っていた。

また，脳梗塞を発症した患者が向上させなければならないのは，身体機能だけではない。幸せで活動的な生活に戻るためには，自分の人生をコントロールする力を取り戻さなければならない。この「幸せで活動的な生活」の意味するところは，それぞれ人によって異なるだろう。「仕事に復帰すること」を意味する人もいれば，「家族や友人との時間，あるいは趣味を楽しむこと」を連想する人もいる。

だからこそ，一人ひとり患者自身が，自分のリハビリテーションでめざす目標を自分で定めなければならないのである。そうすれば，やる気も自分のなかから自然と湧いてくる。目標が明確であればあるほど，看護師や理学療法士（PT）なども，患者と家族のより良い生活をめざして協力し合うことができる。

Bさんは，自宅で元気に生活したい，そして，妻の介護を必要としない状態となって，できる限りそれを維持したいという明確な目標をもっていた。

# 2 Bさんの総合的なケアとトレーニング

Bさんの入院初日に彼の担当看護師と担当PTが決まり，訓練が開始された。妻はその後，病棟での訓練に毎日付き添った。

移行期のケアには多くの困難が伴う。特に急性期から24時間のトレーニングを必要とする回復期への移行は大きな転換であり，Bさん自身もそのギャップに戸惑いを覚えた。Bさんは入院してすぐに介護スタッフにこう訴えた。「なぜこんなにつらいことを私に強いるのか」。この戸惑いは，急性期と回復期という目的の異なる2つ医療の間を移行する時期のケアの難しさをよく示している。急性

期医療では，急性期の重症患者の治癒を目的として，24時間体制で治療が施される。ところが回復期病院へ転院したとたんに，初日から「自分自身で」リハビリテーションに取り組まなければならない。医療職の主導のもとで計画された治療をただ受け入れるだけの「患者」という役柄は，もうそこには存在しない。

　A病院では，入院初日から担当看護師が患者とその家族との関係性を構築しながらアセスメントを実施する。Bさんの担当看護師も，入院初日に本人の悩みや妻の希望，そして彼自身の力の源泉についてアセスメントを実施した。Bさんは「夫」「父」，そして「友人」としての自分の存在価値を重視していた。また，1年後には自分一人で歩けるようになり，妻の世話にはならず，自分である程度のことはできるようになっていたいという意思が確認された。

　担当看護師の役割は，患者のケアを総合的にマネジメントすることにある。身体的，心理的，社会的，そして経済的ニーズのすべてを統合しながら，全人格的ケアを提供するとも言い換えることができる。つまり，「病」が影響をもたらす患者のセルフケア能力にかかわるものすべてが，ケアの対象となる。

　Bさんの担当看護師は，経験豊富な素晴らしいチームワークの担い手だった。理学療法についても，脳梗塞患者の機能訓練に長けた熟練PTが担当となり，彼とともに機能訓練を毎日1時間実施することになった。そして，看護師とPTの緊密な連携によって，Bさんは早い段階で機能訓練の効果を示していった。

　リハビリテーションの効果を上げるためには，患者本人が主体的にかかわることがとても重要になる。Bさんの担当スタッフも，将来の予測を立てながら新しい生活に必要なトレーニングを計画し，彼自身にもその必要性を理解してもらいながら繰り返し実施した。このときに重要であると同時に難しいのが，本人をすべての計画の中心に据えることである。すなわち，Bさん夫婦が自らこの計画の進捗をコントロールしているという主体性を実感していなければならない。

　入院後それほど時を空けずに，Bさんはセルフケアを自分でこなせるようになっていった。これは，担当看護師や介護スタッフが，セルフケアに必要な動作すべてをトレーニングの機会として24時間の生活を活用した成果ともいえる。

　**図4-1**に示した写真は，担当看護師がBさん夫婦に対して，ベッドからの移乗について指導している様子である。Bさんは方向転換補助具を利用し，簡単に一人でベッドから車椅子へ移れるようになった。こういった補助具は，患者の気持ちを前向きに向上させ得る有効なツールである。訓練の合間にも，こういった

図4-1　方向転換補助具を利用して移乗する

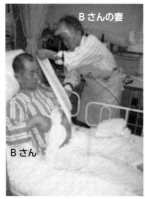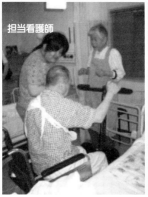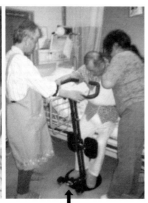

方向転換補助具：車椅子とベッドの
移乗やトイレ介助の際に有用

補助具を用いてモチベーションを維持することが大切である。

　補助具は，立位保持をサポートするものである。そして立位の機能を保つこと
は，自立生活にはなくてはならないものである。一人で安全に立てるようになれ
ば，一人で移動することができるようになる可能性も高まる。その先には，一人
でトイレに行けるようになる可能性もみえてくる。

　そしてBさんの担当看護師は，彼のもう一つの大きな強みを見出していた。B
さんの人柄である。重度の脳梗塞発症後も，終始穏やかで，かつ芯の強い人柄
は，チームで進めるリハビリテーションのプロセスに大いに貢献した。週に一度
のゴール・ミーティングが毎回とても楽しい雰囲気に包まれていたのは，その中
心にいるBさんの人柄によるところが大きかった。

## 3　Bさんの退院に向けた準備

　Bさんの退院準備は，入院中から重要項目として進められた。自宅の改修，家
具の準備に加えて，Bさんの妻も多点杖を購入した。ゴール・ミーティングでは
Bさん夫婦の退院後の生活や機能訓練の継続についても話し合われ，Bさんには**表
4-1**に示したような2つの選択肢が提示された。①デイケアセンターと②デイ

表 4-1　B さん夫婦に示された 2 つの選択肢

| | ①デイケアセンター | ②デイサービスセンター |
|---|---|---|
| 訓練の目的 | 機能向上 | 機能維持 |
| 訓練の内容 | PT などの専門職による訓練 | 椅子を使った軽い運動など |
| 訓練の場所 | 郊外のデイケアセンター（送迎なし） | デイサービス（送迎＋昼食付） |

図 4-2　B さんが妻の付き添いのもと多点杖を利用しながら歩行トレーニングをする

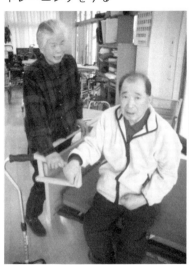
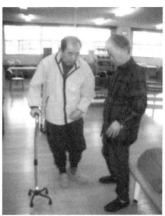

サービスセンターである。

　そして，B さん夫婦が選択したのは，①のデイケアセンターだった。退院後も週に 2 日，妻が車で送り迎えしながら郊外のデイケアセンターに通い，PT の指導を受ける計画が採用された。夫婦は歩行機能を維持・向上させるべく，退院後も厳しい機能訓練を受けることを選択したのである。

　図 4-2 に示した写真は，まさに成功の証しである。B さんは重度の脳梗塞を発症後，多点杖の支えのもと，再び自らの足で立つことができるようにまでなった。入院中，妻の支えが不可欠だったことはいうまでもなく，担当看護師，担当PT との固いチームワーク，そして本人の前向きなエネルギー，これらすべてに

よってこの結果が導かれたのである。退院日，病院の玄関に現れたBさんは，6カ月間，共に過ごした2人の担当スタッフに送り出されて病院を後にした。

　もちろん，いつもこの例のようにうまくいくわけではない。ただし，経験を積んだ高いチームワーク能力を有するスタッフによって，入院期間中に素晴らしい結果を導くことができるのは事実である。患者がリハビリテーションという待ったなしのニーズに直面したとき，そのニーズに応え得る能力に優れた素晴らしいスタッフに恵まれ，効果的な訓練を受けられるか否か。退院日に車椅子に乗ったまま病院玄関を出るのか，杖をついて自分の足で歩いて帰るのか。少々大げさに聞こえるかもしれないが，スタッフは自らの働きによってそれほどの違いを生じさせる事実があることを直視し，入院期間中のリハビリテーションの効果を最大限発揮させる高いチームワークを培っていくことが重要である。

## 4　先輩患者としてペイシェント・スクールに参加する

　Bさんのリハビリテーションは，前述のとおり退院後も継続された（図4-3）。Bさんは，厳しい機能訓練で有名なデイケアセンターでトレーニングを続ける道を自ら選択した。週2回の頻度で通いながらPTの指導を受け，機能も向上し続けた。

　Bさんは，寝たきりになる可能性があったにもかかわらず，1年間のリハビリテーションを経て，杖で歩行できるようにまでなった。「二度と立って歩けないだろう」と言われた彼が，素晴らしい結果を残したのである。「寝たきり」の可能性のある状態から「杖歩行」の実現に至るまでのBさんの道のりにはたくさんの教えがある。

　看護師やPTなどは，一つひとつの事例からたくさんの学びを得るものである。だからこそ，自らの実践を継続的に評価する姿勢をもつことが大切である。自分の担当した患者が車椅子を離脱できなかったとしたら，その原因は何か。自らの足で歩いて退院することができなかったのはなぜか。常に振り返り，そこから学ぶ必要があるだろう。

　そして患者自身も，先輩患者から直接話を聞くことの意義は大きい。退院後のBさん夫婦はその重要性を理解し，A病院で開催しているペイシェント・スクー

## 図 4-3　退院後のBさんのリハビリテーション

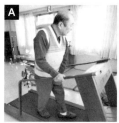
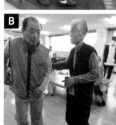
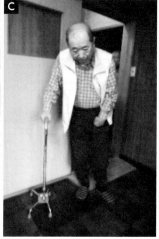
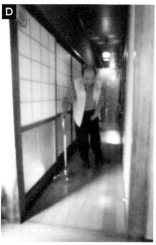

A, B：杖なし歩行のトレーニングの様子
C, D：段差を解消した改修後の自宅の様子

## 図 4-4　病院のペイシェント・スクールに参加して体験談を話す

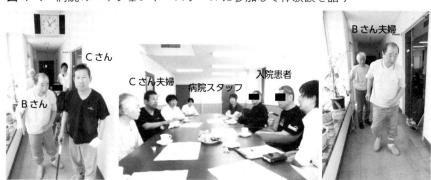

ルに先輩患者として協力することを決めた。

　ペイシェント・スクールの様子を写した図4-4の写真（中央）のテーブルに
広げられているのは，前章で紹介した「将来に向き合うための道のり」である
（図4-5）。Bさん夫婦はこのペイシェント・スクールに参加して，A病院に入院
している新米患者のサポートをしている。Cさんも重度の疾患を経ながらリハビリ
テーションによって杖歩行まで回復したペイシェント・スクールの先輩参加者であ

図4-5 「将来に向き合うための道のり」ボード

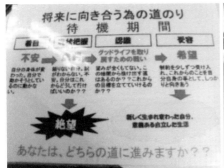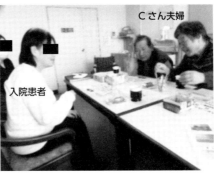

り，どのように家族とともに実現したのか，その経験を新しい患者へと伝えている。

　このペイシェント・スクールは，患者の心理的プロセスに寄り添うものである。「将来に向き合うための道のり」に取り組みながら，患者が自らの身体的限界を少しずつでも受け入れ，退院後の生活に新たな可能性を見出す心理的プロセスを支援することが目的となる。多くの患者にとっては，「将来に向き合うこと」はつらい作業となる。心のどこかに居座る「車椅子でも仕方ない」というあきらめを取り除かなければならない。そのためにも，このペイシェント・スクールへの参加はとても有効である。新たに病を患ったばかりの人の目に，先輩患者が杖あるいは杖なしで歩く姿を焼き付け，新しい生活に向けて前向きに考えるきっかけを与える。

　Bさんが急性期病院で一度は老人ホームへの入所を勧められていたというエピソードは，これからリハビリテーションに向かう患者の動機づけには最適である。寝たきりになるだろうといわれた当の本人が，車椅子も使わずにこのペイシェント・スクールに参加しているのだ。さらに，Cさんが現在建築士としての仕事に復帰しているという事実も，大いに刺激となっている。

# 5　退院後のフォロー

　A病院では年に2〜3回，退院後のフォローもかねて脳梗塞患者とその家族をイベント「ストローク・クラブ」に招いている。週末午後に開催されるこのス

トローク・クラブには，毎回 200 名近くの元患者とその家族が参加する。

　前半に病院長から医療介護業界の最新情報が提供され，「再発を予防するために求められる健康的な生活スタイル」など，参加者の関心に合わせたトピックの話がある。その後，参加者は小グループに分かれてディスカッションを行い，脳梗塞との付き合い方についてアイデアを分かち合う。プライベートな話題となる場合には，より少数のグループを構成することもある。

　ストローク・クラブの間，看護師は各グループに顔を出しながら過去に自分が担当した患者からの質問や疑問に答える。これはつまり，自分自身が過去に提供した入院中のケアが適切だったかを確認する機会にもなる。その意味からも，こういったイベントを用いて，全患者に対して退院後のアフターフォローを行うことを強くお勧めしたい。

　このストローク・クラブの焦点は次のようなものに据えられることになる。

- 家族に負担が強いられていないか
- 解決が必要とされる悩みはないか
- 答えを必要とする疑問はないか
- 身体機能を維持し，向上させるための支援は必要とされていないか

　患者家族もストローク・クラブに参加することで社会的な活動を維持することができる。街に出かけ，地域の人々と混じり合い，元は患者同士であった友人に会い，そして新たな友人をつくる機会にもなる。

## 6　友人とともに活動的な社会生活を

　入院期間中に出会う家族同士は，その後も大切な関係性となることが多い。Bさん夫婦は，入院中に C さんや他の家族に出会った。退院後 10 年を経ても，彼らは互いに支え合う関係を続けている。何かのイベントに参加する際に送迎が必要であれば，互いに車で迎えにいくこともある。レストランで好物のトンカツを一緒に食べるのも大切な時間だ（**図 4-6**）。地域のなかで，障害があっても利用しやすい店の存在を知ることも，また新たな生活に馴染んでいく一歩となる。

　B さんにとって，喫茶店で一息をついたり，食事を共にする友人はとても大切な存在である。そして，電話一本で気軽に送迎を頼み合うことのできる関係が

図4-6　友人たちと昼食を楽しむ B さん夫婦

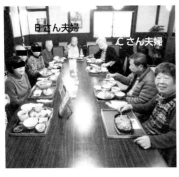

B さん夫婦

C さん夫婦

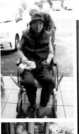

◀長距離を歩く場合は車椅子を活用

歩くときは多点杖を活用▶

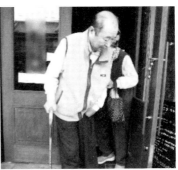

10 年以上続けば，彼らにも人生の転機を迎える時期がくる。みな，加齢による健康問題が生じる年齢に達するのだ。

　それでは，これからはどのように年齢を重ねていけばよいのか。加齢とともに訪れる健康問題に付き合い，身体を維持していく方法について考えるためにも，担当看護師は，時々食事などを共にしながらこれらの課題に向き合い，共に考えることが重要である。

## 7　適切な連携―未来に備えて身体を維持すること

　加齢に伴い筋力が低下するのは，自然現象である。人間の筋力は 30 代で最大となり，その後は 10 年に 3 〜 4%ずつ減少し続ける。75 歳を迎えたとき，人の筋力は 2 分の 1 になるといわれる。しかし，トレーニングに努めればその筋力を維持できるということもまた事実である。

　B さんやその他の元患者にとって，これは生涯をかけたプロジェクトといってもよいだろう。歳を重ねながら身体も維持するという大きな目標のもと，加齢に伴う筋力量の低下を予防するトレーニングを行う。B さんもトレーニングを続けながら，自身の機能を維持し続けるために努めていた（図4-7）。

　B さん夫婦は週 2 日デイケアセンターに通い，機能訓練を続けた。椅子からの立ち上がりを支える筋力は，高齢者の生活を大きく左右する。寝床から起き上

**図4-7　Bさんが続けたトレーニング**

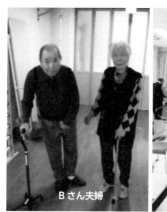
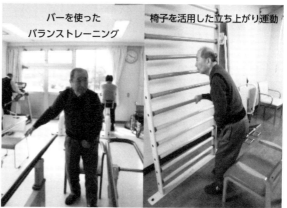

バーを使った
バランストレーニング

椅子を活用した立ち上がり運動

Bさん夫婦

がったり，歩き出したり，便座に座ったり，また立ち上がったりと，生活に重要な動作に欠かせない機能（筋力）である。Bさんも次のような椅子の立ち上がり訓練を続けた。このシンプルな運動が，動作やバランスを保持するために重要な足や背中の筋力を鍛えるのである。

①床にしっかりと足の裏をつけて，安定した椅子に座る

②足の爪先の方向に顔を近づけるイメージで上半身を前屈みにする

③両足に力を入れて立ち上がる

④膝を若干前に出して曲げながら座る

麻痺の残る脳梗塞患者が高齢を迎える際には，本人や家族が心地良く過ごし続けていけるように，自宅の改修などが必要になるときもある。これは一見，大変なことにも思えるが，自宅改修をすれば夜中に家族がトイレ介助をしなければならない状況に至るタイミングを遅らせることもできる。

退院後もBさん夫婦のフォローアップを継続する担当看護師は，自宅でより快適に過ごせるようにと電動ベッドの利用を夫婦に勧めた。電動ベッドは，自宅での生活を高齢になっても続けるための重要なツールである。ベッドをうまく利用することができれば，車椅子に一人で移乗することができる。

しかしながら，電動ベッドを自宅にレンタルするという決断は，そう容易にできるものではない。生活スタイルを根本から変えることにもなり得る。加齢というプロセスは，時に心の痛む事実を突きつけてくる。Bさんも電動ベッドを試し

図4-8　電動ベッドの使い心地を試すBさん

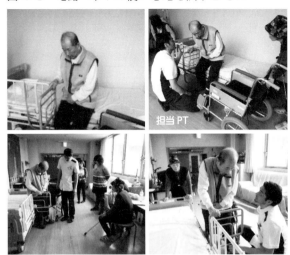

ながら（**図4-8**），こんなことが頭をよぎったことだろう。

　「まったく，自分も歳をとったな。自宅に病院のベッドを入れなきゃならない
なんて。寝室を片付けなきゃ，こんな大きなベッド入らないぞ。毎月のレンタル
料，この支払いもばかにならない。……でも，これがあればこの先しばらく一人
でベッドから起き上がれるのか。さて，どうしたものか」

　Bさんにかかわるスタッフは，電動ベッドの利用が高齢の夫婦にとって難しい
選択であることを理解を示しながら，同時に妻の介護に依存せずに過ごすという
Bさん自身の目的にかなうことでもあると説明した。

　担当看護師とPT，そしてケアマネジャーは，Bさんを10年前の入院時から
担当するスタッフである。**図4-9**に示した写真のミーティングでも，彼らは方向
性を示す相談役にとどまり，決してBさんの意思決定の責任を奪うことはなかっ
た。電動ベッドは起き上がりやすくするものであり，Bさんが現在必要としてい
る手助けもいらなくなる。自宅でより長く夫婦二人の生活を継続するためにも有
効であろうという意見が交わされ，最終的にはBさん夫婦は電動ベッドのレン
タルを決断した。家族内のバランスは保たれ，妻に「専属看護師」のような役割
を担わせるのを防ぐことができた。10年来のBさんの目標を維持することがで
きたのである。

図4-9　ミーティングで電動ベッドについて話し合う

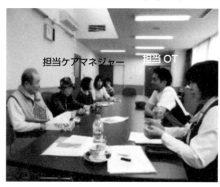
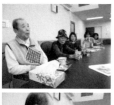
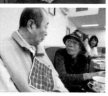

担当ケアマネジャー　　担当OT

# 8　老人ホーム入所後の現在

　高齢になれば，身体は弱くなる。それはBさん夫婦も同様だ。彼らは，共にいながらにして離れて暮らすことを決断した。Bさんは海岸沿いの老人ホームを選んだ。そこは自宅からも近く，二人を隔てたのは短時間の運転で済む距離だった。

　Bさんが老人ホームに入所する日は，連休の直前に設定された。残念ながら，これがBさんに決定的なマイナスの影響を与えた。筆者がみた限り，日本の多くの老人ホームでは，安全性のために入居者が車椅子を利用することを勧められることが多い。身体機能の維持についてはほとんど注意が払われない。施設で働く介護スタッフには，活動量の低下や加齢に伴う筋力低下の危険性に対する知識が不十分であるように見受けられることも多い。つまり，入所者の身体機能を維持する訓練が端的に不足しているのである。そのため，施設に入居後，高齢者の身体機能が失われていくこともある。これまで毎日訓練を実施してきたBさんにも，やはり，身体機能維持のサポートが提供されることはなかった。

　生活の場が自宅から老人ホームに変わるということは，生活の質にも大きな変化をもたらす。したがって，その移行を実施する際には，ケアの質と訓練の継続性の確保を目的とした計画が設定されるべきである。Bさんが通っていたデイケアセンターから老人ホームへ移行する際にも，本来，そういった重要な目的のもとで計画が立てられる必要があった。しかし，残念ながらBさんの入所時には，

連休直前であったこともあり，不十分な計画と簡単な口頭での申し送りしかされなかった。Bさんの機能を維持するために必要とされていた毎日のトレーニングの情報や指示などが不足していた。そのためにもたらされた結果は明らかであった。入所後，しばらくしてから彼の友人でもあるPTがその施設を訪れBさんを見かけたとき，Bさんは長い間努力して維持し続けてきた歩行機能を短期間で失っていたのである。これは不運だったとしかいいようがないのだろうか。Bさんは本来であれば，入所後もわずかな介助のみで自らの生活を十分に営むことができたはずだった。

　また，脳梗塞を発症した人の多くは，尖足を予防して歩行を補助する足首ベルトを用いている。一度尖足になると，足の甲を持ち上げることができなくなる。つまりは，二度と自分の足で立ち上がることができなくなるのである。足首ベルトは，足首をひねったり，床にひっかからないようにするために必要であり，それぞれの足の形にしっかりと調整されなければならない。Bさんの入所時には情報共有がうまく図れなかったことから，このベルト自体も引き継がれていなかった（**図4-10**）。幸いにも，その時点ではBさんはまだ筋力を維持していた。立位も保持できていた。そこでPTが介在しながら，老人ホームの担当スタッフとともに機能を維持するための訓練を開始することになった。

　これは，施設間連携の教科書的事例ともいえる。本来，入所計画はそれまで提供されてきたケアの継続性が担保されるものでなければならない。残念ながら，それがまっとうされなかった。Bさんの日々のトレーニングの必要性が十分に認識されておらず，足首ベルトなどの情報が施設スタッフに十分に伝達されなかった。それにより，彼の入所生活はより難しいものになってしまった。Bさんは，専門職によるケアや情報共有の欠如によって，身体機能の喪失という負荷を負わされたのである。

　ケアやトレーニングの不足によって障害を生じさせるという事実は，まさに医原性の事象である。最低限の教訓として覚えておかなければならないのは，スタッフが手薄になる週末や連休前の入所手続きは避けるべき，ということだろう。

**図4-10　老人ホームに入所したBさん**

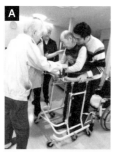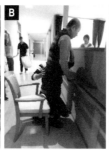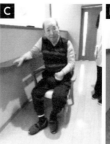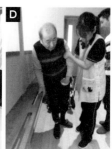

A，B：老人ホームでのBさんの様子。急激に歩行の機能が衰退していた。
C，D：老人ホームの介護スタッフとのトレーニングの様子
E：引き継ぎがされていなかった足首ベルト

# 9 共にいながらにして離れて暮らす

　Bさん夫婦は今も離れて暮らしながら一緒にいる時間を共有している。とても近い存在であることには変わらない。頻繁に妻の車で外出もしている。助手席には，乗降時の方向をスムーズに転換する福祉用具の座クッション（回転式）が置いてある。Bさんの老人ホームは自宅に程近く，美しい海岸線沿いに立つ。Bさん夫婦は今も友人たちとお茶を楽しんでいる。現在，また未来の看護師が手にとることを想定して執筆した本書への協力も喜んで引き受けてくれた（**図4-11**）。

　Bさんの事例から私たちは何を学ぶことができるだろうか。

　回復期の医療では，平均在院日数の短縮化傾向が進んでいる。そのようななかで，私たちはこれから出会う脳梗塞患者に次のような学びを伝えることができるだろう。

- 回復期病院の入院初日から，あなたはもう患者ではない。病衣を脱いで洋服でトレーニングをしよう
- 障害は乗り越えられるものであることを信じよう
- セカンドオピニオンの権利も行使しよう
- 入院期間は短くとも，自らの主体性を維持しよう
- チームワークの中心で，スタッフとパートナーシップを築こう

**図 4-11 現在の B さん夫婦**

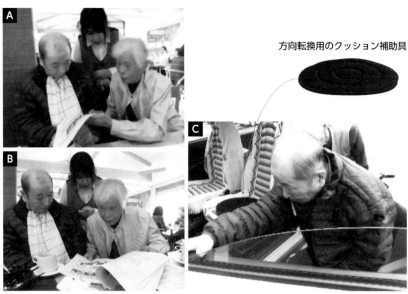

方向転換用のクッション補助具

A, B：B さん夫婦が本書の原稿を確認している様子
C：B さんが補助具を利用しながら車に乗る様子

- 経験豊富な看護師と PT が担当になることを求めよう
- これまでと同じスタッフが交代することなく，継続的にかかわることを求めよう
- 結果が視覚化されることを求めよう
- リハビリテーションの目標を明確にしよう
- 心のなかにある「車椅子」への依存を取り除こう
- 1 日 24 時間のケアの必要性を認識し，すべての動作を訓練の機会として活用しよう
- 目標に向かう意思をもち続けよう。決してあきらめないで，一つとして無駄な訓練はないのだから
- 生活の場が移行するときには綿密に計画を立て，ケアの継続性が担保されることを求めよう
- トレーニングによって，日常生活を支障なく過ごすことのできるレベルにまで機能を維持向上させることができることを知ろう

Bさん夫婦は決してあきらめることがなかった。自らの責任のもとで難しい決断をしながら，彼らが主体的に描いた人生を歩み，そして今も人生の価値をまっとうする生活を送っている。

# 学びのPOINT

## 1. あなたの意見は？

- あなた自身が看護師になることを選択したのはなぜですか？
- 担当看護師による全人格的ケアについて，どのように感じましたか？
- Bさん夫婦のストーリーから，これからの看護師をめざした学びや，看護師として働く際に活かされる学びはありましたか？

## 2. 看護倫理の視点から考えてみよう

　Bさん夫婦は脳梗塞の治療後，病院からの提案（老人ホームへの入所）に従わなかった。

- 異なる意見を目の前にしたとき，「病院側（先輩看護師）の意向」と「ありたい生活を求める患者自身の意思」のどちらの意見を尊重するべきでしょうか？
- 患者のその後の人生が医療機関やスタッフによって左右される，あたかも「くじ運」を試されるような状況は適切だといえますか？

# 第5章

## デイサービスセンターでの
## リハビリテーション看護
### ―考え方を少しだけ変えてみよう

## はじめに

　デイサービスセンターには，毎日，多くの高齢者が車椅子に乗った風景がある。あたかも「車椅子専用駐車場」のようだ。利用者の家族の多くは，日中，働きに出ている。そのため，高齢者の面倒をみてくれる場所が必要となる。利用者は，朝自宅から事業所に送迎車で送られてきて，事業所で数時間滞在した後，夕方また自宅に戻る。

　日本の高齢者は，自分の置かれている状況に関して大変受け入れがよい。自らの幸せについて社会に問いただすことも滅多にない。でも，よく考えてみてほしい。デイサービスの利用者は，家族や友人のいない場所で何時間も過ごすのである。自分が通う事業所を決める際には自分の目で確かめたいだろうし，他の場所と比較してみたいと思うのが普通であろう。

　残念なことに筆者の見る限りでは，多くのデイサービスセンターは「座りっぱなしセンター」である。いわば「駐車ケア場」となっている。つまり，日中の時間を安全に過ごす場所なのである。では，どのような事業所が高齢者にとって「適切な」場所なのか。それを判別するのは家族にとっても至難の業だ。多くの選択肢を比較しながら，小うるさいほど質問を投げかけて，念入りに判断しなければならない。ところがケアマネジャーのなかには，これまでの付き合いや関係性の強い事業所を紹介したがる人もいる。そして，残念ながら，その事業所が高齢者個人の最善の選択肢とならない場合もある。

　高齢者にとって適切なデイサービスセンターを選択することは，とても重要である。私たちはみな，高齢になるにつれて体力が落ち，骨密度も減少してバランス感覚が低下する。多くの高齢者の身体機能は，疾患によらずとも自然に衰えていく。したがって，身体機能の低下は加齢に伴う必然なものともいえる。それに加えて，運動不足や過度な安静安楽な状況が，その低下を加速させている場合が多いのも事実である。

　安全のために車椅子利用を推奨する施設や事業所では，まさにそのような事態が起こっている。車椅子は，高齢者自身の移動の必要性というよりも，むしろ転倒防止という事業所側の安全対策のために用いられている。

　図 5-1 に示した写真は，車椅子に座ったまま，集団で体操やボールアクティビティを実施している様子である。このような形で効果のある訓練や楽しみを利用者に提供することができるのだろうか。このような接し方で一人ひとりに敬意

**図 5-1　グループトレーニングの様子**

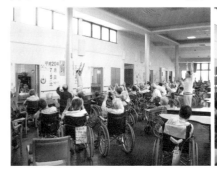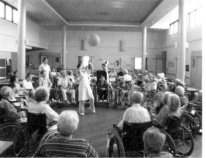

をもって対峙しているといえるのだろうか。そして、より大きな問いとして投げかけなければならないのは、このケアによって、高齢者の身体機能の衰退がもたらされていないだろうかという点である。医原性疾患、つまり看護師や介護スタッフといった専門職の誤ったケアによって、身体機能の低下がもたらされてはいないだろうか。その問いに真摯に向き合わなければならない。私たち看護師や介護スタッフは、自らのケアの対象となる人の、少なくとも現在の機能を維持する責任を専門職として負っているはずである。

## 1　高齢者の日常の生活動作レベル

　高齢者の多くは使われていない能力をたくさんもち合わせている。もちろんそのなかには、他人のサポートを必要とする状態の高齢者もいるだろう。どんな人も多かれ少なかれ、加齢によってその能力は影響を受ける。しかし、その影響を受けるスピードは、その人の生活様式や他の外部要因によって左右されるものである。

　残念ながら、自宅で生活する高齢者の多くは、何かしら座ったままの生活になりがちである。デイサービスセンターに通うとしても、朝は迎えの車の座席に座り、到着した事業所では介護スタッフにケアをしてもらいながらほとんど座りっぱなし。夕方、帰宅する際にも車の座席に座って自宅に向かう。帰宅後も自宅で食卓について夕食をとり、すぐにまた横になる……といった感じだろう。しか

**図 5-2　事業所でバイタル測定の順番を待つ高齢者**

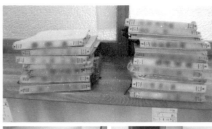
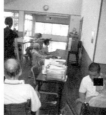
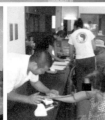
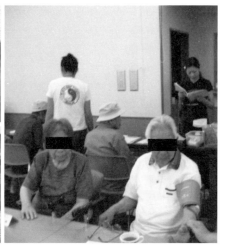

し，多くの高齢者にとって座ったままの生活を送ることにはコストが伴う。このような生活スタイルでは，本来遅らせたり予防したりすることのできるはずの体力低下を促進してしまう。

　筆者の見たデイサービスセンターは，安全性に重きを置いて，親切丁寧なケアと昼食やレクリエーションを提供することに力が注がれていた。そのなかでも，体温や血圧のバイタル測定が最優先項目の一つとされる。バイタル測定は，1日の滞在時間のなかで複数回にわたって実施される（**図 5-2**）。

　厨房スタッフは，食事の時間に合わせて温かい食事を提供するための準備に忙しい。看護師は，複数回行われるバイタル測定とカルテの記録や利用者家族に渡す連絡帳の記入に忙しい。バイタルの数値や日中の活動内容について記載された連絡帳は，利用者が帰宅時に持ち帰る。筆者には，慣習で行われているこの連絡帳システムが利用者の自尊心を傷つけ，本人が自分で記憶して家族に伝えるチャンスを奪っているように思えてならない。本人が帰宅後，家族と夕食を囲みながら今日あったことを会話のなかで共有するように促したらどうなのだろうか。

　デイサービスセンターの利用者は，いわば高級ホテルの VIP ゲストでありながら，一切の注文を受け付けてもらえない客のようだ。事業所によっては，自由に歩くことすらできない場合もある。安全のために，必ず車椅子を利用しなけれ

ばならない。入浴やトイレへ移動する際にも車椅子で運ばれていく。介護スタッフの親切心による献身的なケアを受けながら，利用者は車椅子に乗ったまま，安全に一日中，駐車されている。結果として高齢者にもたらされるのは，介護スタッフや家族が提供する必ずしも必要とされないケアによって静止させられた，動きのない生活である。

　事業所側が高齢者に最善のケアを提供したいと努めた結果だともいえるかもしれない。しかしながら，自ら要求もしなければ参加もしない慎ましやかな生活が，高齢者の自尊心や認知機能，気力や活力を低下させ，身体機能を衰えさせているとはいえないだろうか。

　日常を活動的に過ごし，またトレーニングを行うことなどで悪循環を断ち切り，低下する速度を遅らせて身体機能を維持し，向上させることは可能である。では，高齢者一人ひとりの選択や考え，目標を軸とした健康的で魅力的な生活様式は，どのように形づくることができるのかを考えてみよう。

## 2　考え方を少し変えてみるだけでいい

　看護師や介護スタッフはみな，自分の所属する事業所の管理下で，指示や計画に従って忠実に業務に従事している。同様に，利用者もその事業所の日常に合わせることが求められる。利用者や職員からの新たなアイデアや提案が，いつも取り入れられるとは限らない。

　しかしながら，高齢者に何も求めないということは，その人の生活自体を活力や意欲のないものにしてしまう恐れがある。利用者もデイサービスセンターを休息の場所と勘違いし，必要以上のケアを受け入れるようになるだろう。

　多くの高齢者は，私たちが想像するよりもはるかに多くの機能を維持している。しかし，これには「私たちが過度なケアでそれを奪わない限りは」という条件がつくことを忘れてはならない。利用者はデイサービスセンターで多くの時間を過ごす。つまり，そこで自分の生活に対する意見が聞き入れられて主体的に活動できれば，体力も幸福感も増すはずだ。

　同様に，看護師と介護スタッフにも利用されていない能力やアイデアが潜在的に備わっている。それらを活用すれば，職場環境に建設的な影響を与えることが

できるだろう。自らの創造力を捨てないこと。そうすれば、デイサービスセンターは若い看護師や介護スタッフにとって挑戦しがいのある魅力的な職場になり得る。

デイサービスセンターに通う利用者の自立を高める方法は必ずあるはずだ。では、どのように高齢者を勇気づけて実践したらよいだろうか。そして、デイサービスセンターの看護師や介護スタッフのケアによってもたらされる「座りっぱなし」の閉じこもり生活を最小限にするためにはどうしたらよいだろうか。

そこに必要とされているのは、事業責任者の意識の転換である。利用者やスタッフからの意見を尊重し、柔軟な運営を行うことが重要である。

そこで、山梨県にあるデイサービスセンター（以下、Dデイサービスセンター）を紹介したい。この事業所では、法人代表が「新たなケアの形」を模索することを決定した。利用者一人ひとりの希望を聞きながら毎日のケアが提供され、利用者が社会的に孤立しないように心がけられた。看護師や介護スタッフは、利用者の健康および活動的で自立した生活様式や幸福のために、職場の文化を改革しようと熱心に取り組んだのである。

## 3 高齢者には本当に意見がないのか？

Dデイサービスセンターでは、まず利用者一人ひとりに希望を尋ね、その内容に基づいて運営してみることにした。すると、日常の生活は一変した。すべての利用者がそれぞれの目標を定め、それぞれが異なる活動を行い、機能を維持するためのトレーニングが取り入れられた。法人代表者や事業所管理者、看護師や介護スタッフのみならず、利用者家族も本人の思いをサポートする一員となった。

この事業所には、理学療法士（PT）や作業療法士（OT）は所属していなかった。とはいえ、身体機能の維持向上は看護師や介護スタッフの職務である。利用者自身もまた、活動的な生活を送るように自らの生活を変えるができる。限られたトレーニングでも、続けられさえすれば機能の維持・向上は見込めるのである。

高齢者とスタッフは、共に座りっぱなしの慣習を変えて、同時に利用者の機能や自立を向上させることをめざした。

まず実践したのは、Dデイサービスセンターの看護師による利用者の身体機

図5-3　Dデイサービスセンターでの過ごし方と目標を自ら書き込む

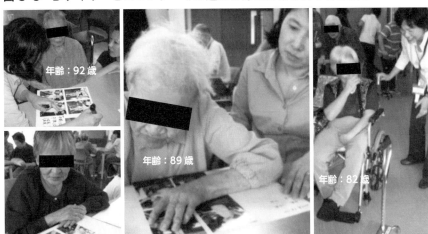

能の評価である。利用者はパートナーとして，日常の生活動作レベルを自ら登録
した。次に，利用者の障害の程度をアセスメントした。特に，清潔保持やトイレ
までの歩行，入浴，食事，室内での活動，階段の昇降，更衣，ベッドから椅子ま
での移乗，排尿／排便コントロールについて，どの程度自立しているかを確認した。

　そして，利用者本人の意向を確認した。多少の支援は必要としながらでも一人
でできるようになりたいと，利用者本人が望む項目を自ら書き出した（図5-3）。
例えば，「一人でトイレに行きたい」「もっと室内／室外で活動したい」といった
ことである。そのうえで，利用者と協力し合いながら，本人の定めた目標に沿っ
て，シンプルなトレーニングプログラムが作成された（図5-4）。

　利用者は介護スタッフに支えられながら，まずはできるところから目標達成ま
でトレーニングを続けた（図5-5）。介護スタッフは，それぞれの利用者ごとの
トレーニングプログラムを実践するために日中の時間を費やした。

　体力が落ちていた女性も，看護師や介護スタッフのサポートに支えられて，結
果的に杖歩行という目標を達成した（図5-6）。車椅子を利用しなければならな
くなるタイミングを遅らせ，あるいは車椅子依存を予防できたともいえる。そし
て，本人の自尊心や自分で物事を解決していく能力も向上した。これは家族に
とっても歓迎すべき喜ばしいことだった。

**図 5-4　利用者自ら目標を書き込み，看護師が個別トレーニングの説明をしている**

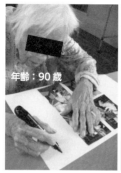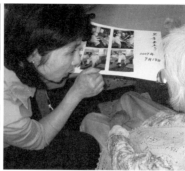

年齢：90 歳

運動内容は写真で示すとわかりやすい。

**図 5-5　バランストレーニングと筋力トレーニング**

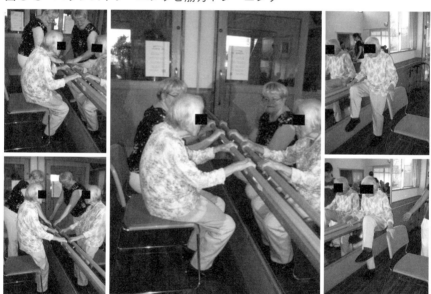

写真の女性は，室内／室外で孫と一緒に遊びたいという目標を達成するほど安全に歩行ができるようになった。

図5-6　自ら目標を書き込み，スタッフとともに歩行トレーニングに取り組む

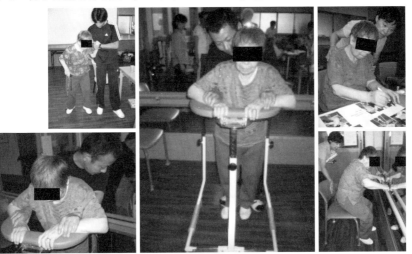

「杖をついて歩けるようになりたい」と望んだこの女性もトレーニングの末，その目標を達成した。

　高齢者はたくさんの悩みを抱えているものである。看護師や介護スタッフとのトレーニングの時間は，本人たちの悩みや不安について知るチャンスでもあり，エンパワメントする方法を模索する機会を提供するものである。WHO（世界保健機関）は，エンパワメントを「自らの生活や健康に影響する判断や行動をコントロールする能力を身につけるプロセス」と定義している。看護師や介護スタッフは常に問いを投げかけながら，利用者の不安や悩み，そしてその人の価値観を理解することに努める。看護師と介護スタッフは，利用者の強みを生かしながら，無力感を取り除いていくことが大切である。

## 4　車椅子にはNOを！すべての動作はトレーニング

　デイサービスセンターの看護師には，利用者が自ら生活をコントロールできるようにサポートする役割がある。そして，それと同じように重要なのが，日常生活をより活動的に過ごせるように，身体を維持するための知識や方法を伝授する役割である。

図 5-7　立位バランスを保ち安全に屋外を歩行するための筋力をつけるトレーニング

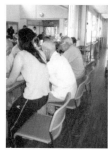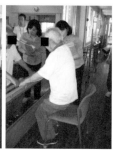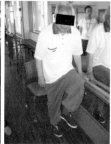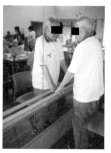

　看護師が伝えるべき「加齢の落とし穴にはまらないための知識」は次の3つである。

- 椅子とベッドはあなたの「良き友」ではない
- 座りっぱなしは体力を落とし，不健康につながるリスクである
- トレーニングを始めるのに遅すぎるということは決してない

　歳をとるというのは，それでなくとも大変なことである。だからこそ，看護師は高齢者を取り巻く健康問題を最小限にし，あるいは機能低下を予防するための知識を伝えていかなければならない。つまり，高齢者に機能を維持するためのトレーニング方法を指導し，高齢者本人の幸せのためにも，他人に頼らなければならないタイミングをできる限り遅らせることの重要性を伝えなければならない。そのなかでも，最もシンプルで重要なアドバイスは，可能な限りベッドで横になる時間を減らすことである。例えば，風邪をひいたときなどは要注意である。1週間，横になる生活を続ければ身体機能は1割低下し，筋力も2割減少するという事実も伝えなければならない。

　Dデイサービスセンターでは利用者はみな，座りっぱなしが身体を弱らせるということを理解した。そして，個別トレーニングに基づいて，熱心にトレーニングに取り組むようになったのである（**図 5-7**）。これによって，看護師や介護スタッフの仕事内容が変わり，利用者のデイサービスセンターでの過ごし方も一変した。

　Dデイサービスセンターでは，利用者とスタッフで目標を共有できるように，「すべての動作はトレーニング」という大きな標語を掲げた。事業所の壁に掲げ

られたこの標語は，家族に対するメッセージとしても大切な役割を果たした。決して「スタッフが楽をするために」利用者が自分でトレーニングをさせられているのではなく，利用者自身の利益のために行っているということを家族に伝えるためにも重要なのである。

　すべての高齢者は，社会の構成員の一人として，人生をまっとうしたいと望む一個人であることを忘れてはならない。書店を経営していた80歳代の男性は，デイサービスセンターの単なる利用者の一人ではなく，「将棋がうまく，孫を可愛がり妻を大切にする，元本屋店主」として自分をみてほしいと望んだ。看護師や介護スタッフが彼らに耳を傾けさえしたら，人生の先輩から多くのことを学ぶことができる。すべての利用者に個としての敬意を払い，その人の考えを尊重するというのは，そのような細かな振る舞いの実践でもある。

　Dデイサービスセンターの利用者たちに，新しい日常が始まった。利用者の一人ひとりが，それぞれの目標や考えのもとに日常を過ごすことができるようになったのである。これまでのように，利用者が事業所の都合に合わせることはない。そして何よりも身体の動きがよくなった。自ら立てた目標に達することができれば充足感がもたらされる。それが，さらなる目標への動機づけにつながった。

　グループトレーニングでは，片方には壁の手すり，反対側に椅子を設置して，最も目を配らなければならない利用者には看護師がそばについて注意を払いながら実施することで（**図5-8**），安全性を確保することができる。つまり基礎トレーニングは，身体機能のレベル別にグループを構成すれば少人数のスタッフでも実施することができる。そして何よりも，複数のメンバーで行ったほうが楽しい。相乗効果でモチベーションも上がる。グループとしてのチーム意識が高まれば，日々のトレーニングを一緒に乗り切ろうという仲間意識が芽生え，それがトレーニングを継続する動機づけとして働くのである。

## 5　車椅子にはNOを！ トイレまで歩いていこう

　機能訓練や基礎トレーニングをもってしても，加齢を止めることはできない。しかしながら，加齢に伴う身体や心が弱っていくスピードを遅らせることは可能である。

**図 5-8　看護師が見守りながらグループトレーニング**

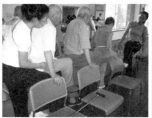
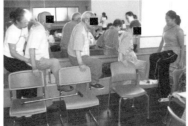
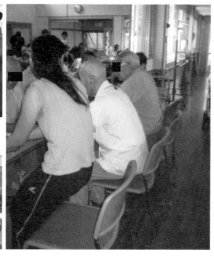

　私たちが提供するケアやトレーニングは，その本人や家族介護者が最も必要とする部分に着目して実施されなければならない。その一つが，トイレでの排泄行為だ。排泄は非常にプライベートな問題である。高齢になってトイレでの介助が必要となると，本人はもちろん，介助する家族にとっても複雑な心境をもたらすだろう。だからこそ，トイレでの排泄行為を一人で行えるように維持することは，高齢者本人および家族にとって，最も達成すべき重要項目となる。

　Ｄデイサービスセンターでも，多くの利用者がトイレでの自立排泄を最後までめざすことを自らの目標として設定していた。そのため事業所側は，トイレへの自立訓練を事業所の重要項目と定めた。事業所にいる間，毎回のトイレ行為は大切な訓練機会として捉えられ，トイレとホールを往復する歩行訓練も行われた（**図 5-9**）。

　高齢の利用者がトイレを完全に自立できるようになるまでには，長い時間をかけたトレーニングが必要である。まずはトイレに座るまでの間の一連の行為で，バランスを保てなければならない。そのため，手すりをうまく活用することも重要である。ズボンを上げ下げするのも難しい場合も多い。介助なしでトイレをこなすためには，緩めのズボンや下着を選ぶことも大切である。

　そのなかでも最も注意を必要とすることは，トイレ介助をする側の振る舞いである。気長に，穏やかに，かつ敬意を払いながら，利用者自らが自立できるよう

図5-9 利用者が看護師とともにトイレまで歩行訓練をしている様子

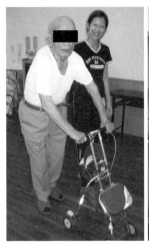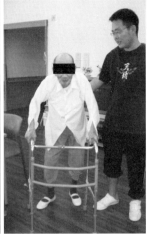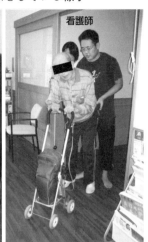

に，必要なことのみを支えるコーチとして，その場に存在しなければならない。何度も同じ行為を繰り返す必要もある。自宅と事業所のトイレの違いをイラストなどで示すこともできるかもしれない。

　Dデイサービスセンターでは，すべての利用者が自ら望む内容，あるいはその時その人に必要とされている内容に沿ってトレーニングを実施した。トイレトレーニングのほか，よりシンプルな日常動作も十分なトレーニングになり得る。杖をついて転ばずに歩くためのトレーニング，椅子の立ち上がりや座る行為のトレーニング，ベッドからの移乗トレーニング，さらに外で転ばずに安全に歩くためのトレーニングを実施する者もいた。利用者は毎朝，事業所到着後に「昨晩から今朝ここに来るまでの間，家でどんなことをしていましたか？」とスタッフから尋ねられる。その答えに応じて，スタッフは利用者に必要な運動を促すようになった。

　外で散歩するのが好きな高齢者は多い。散歩中，美しい木々の香りを浴びながら山梨の季節を感じることができるだろう（図5-10）。現在の歩行機能を維持するためには，高齢者であれば1日30分以上は歩くことが必要である。これも決して忘れてはならない事実の一つである。

図 5-10　散歩する利用者

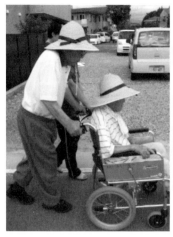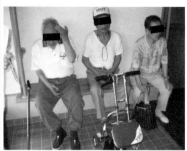

## 6　役立つアクティビティ＆昼食はビュッフェスタイルに

　Ｄデイサービスセンターの改革は，利用者にもうまく受け入れられた。

　例えば，それまで昼食の調理は厨房スタッフが担当し，介護スタッフが食器に盛り付けて利用者に配膳をしていた。そこでは，利用者が自ら選ぶことは一切できなかった。とはいえ，人は誰でも，自分の好きなものを好きな量だけ食べたいのではないか。利用者のなかにも，軽食や郷土料理を自分で手作りしたいと望む人がいた。一緒に調理を手伝いたいという人や食器を並べたりすることを楽しむ利用者も多かった。

　利用者らが「したい」と望んだこのような活動は，他の利用者と一緒に共同作業を促すのに適している。利用者同士の会話が弾み，脳が活発に活用されることにつながる。例えば，**図 5-11** に示した写真のシチュエーションでは，昔，自分が家族の食卓を切り盛りしていた頃の話題で会話が弾むことだろう。

　料理の準備ができたら，ビュッフェスタイルで食器を並べる。そうすると，自ら調理したものも含めて自分の好きなものを選んで盛り付けることができる（**図5-12**）。利用者による昼食担当は，Ｄデイサービスセンターに劇的な変化をもたらした。生活のなかのあらゆる選択肢が，その人の生活の質を向上するのである。

図 5-11　テーブルにたくさんの料理を並べて，食事を楽しむ

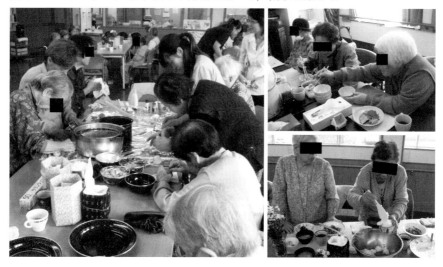

図 5-12　自分の好きなものを盛り付ける

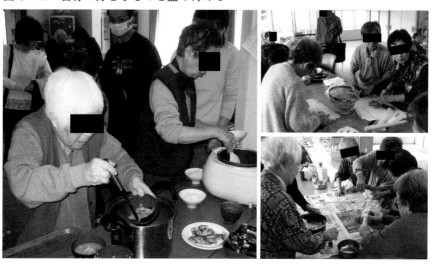

　そして，介護スタッフも利用者と一緒に食事をするようにした（**図 5-13**）。そうすることで，食事は腹を満たすだけのものではなくなる。食卓を囲みながらスタッフと利用者が共に会話をする場となるのだ。

図5-13　利用者と介護スタッフが食事を共にする

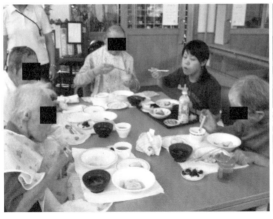
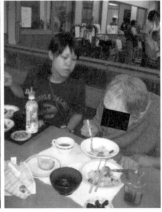

図5-14　食事の準備をする男性陣

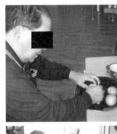
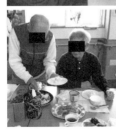
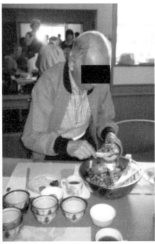
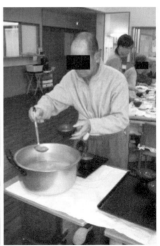

　やがて，男性陣も自ら料理を準備するようになった（**図5-14**）。ただ座って
食事が配膳されるのを待っているだけではなく，共に食事を準備することで新し
い形の絆が生まれる。

　利用者が自分でトレーを持って自分の好きなものを好きなだけ盛り付ける
ビュッフェスタイルは，格好なトレーニングの場でもある。利用者のすべての動

図5-15　介助が必要な人でもできる

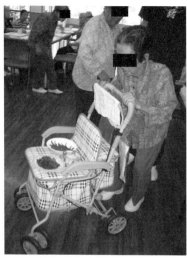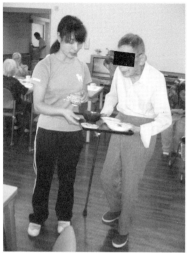

作はトレーニングとして活用されるため，介護スタッフも配膳係という役割では
なくなる。そして，介助が必要な利用者の付き添いという新しい役割が，ここに
誕生する。加えて，シルバーカーに乗せて食事を運ぶというようなアイデアが生
まれるかもしれない（**図5-15**）。

　また，Dデイサービスセンターの利用者は，週に1回，皆でバスを使って外
出することに決めた。外出日，利用者は近所の商店街で買い物をしたり，喫茶店
でコーヒーを飲んだりするためのお金を家族から預かってくる。男性の多くは好
んで書店やホームセンターに買い物に行き，女性陣はスーパーの食品売り場や洋
品店で買い物を楽しむ。家族が買ってきたものを着るのではなく，買い物に行っ
て自分で選ぶこと自体が楽しいのだ。私たちが考える以上に，高齢者は自らの力
を維持している。自分の自由になるお金を使うことは，どんな年齢になっても楽
しいものである。

　このような活動を取り入れた改革によって，Dデイサービスセンターの利用
者の自尊心を向上させ，さまざまな活動に対する参加度を高める結果となった。

# 7 車椅子にはNOを! 「また歩きたい」を叶える

　ここからは，ある一人の女性のストーリーをご紹介しよう。その女性は長期間の入院を経て，退院後にDデイサービスセンターに通い始めた。腰椎を骨折し，入院していた期間に歩くことができなくなり，すでに寝たきりに近い状態であった。事業所内でも車椅子を利用していたものの，本人はまた立って歩きたいという強い意思と目標をもっていた。

　長期間の寝たきりの生活は，特に高齢者には計り知れない結果をもたらす。それにもかかわらず，入院期間中の高齢患者に対して多くの病院では，日中の時間帯に身体を維持するために活動的に過ごすよう注力することは少ない。同時に，患者本人や家族も，病院のベッドに安静にしているのが安全だと捉えている。したがって，病院のスタッフが転倒防止のために「安全な」ベッドに患者を据え置くとしても，何も不自然なことではない。病棟スタッフには，患者の機能を維持するためのトレーニングが，他の業務と同様に重要なこととしては認識されていない。

　しかしながら，ベッドは高齢者の良き友ではない。寝たきりの状態で一日中過ごすことにより筋力は3～4%減少し，1週間では2割の減少につながると一般的にもいわれている。特に，寝たきりによって一番先に失われるのが，起き上がり，座り，立ち上がるときに用いられる筋力である。わずか1週間で失われる2割の筋力を高齢者が再び身につけるためには，3カ月ものトレーニングを要するという事実も忘れてはならない。

　Dデイサービスセンターに再び話を戻そう。この事業所にはPTが所属していなかった。看護師と介護スタッフは独自に，この女性とともにトレーニングを開始した。

　看護師はまず，再び歩くという目標を達成するためには，厳しいトレーニングが必要だということを丁寧に説明した（**図5-16**）。それでも，杖をついて再び歩きたいという彼女の目標は十分に明確だった。そして，看護師と介護スタッフは，目標に向かって彼女とともにトレーニングを開始した。短時間のトレーニングを，休憩を挟みながら毎日何回も繰り返し続けた（**図5-17**）。

　自ら立ち上がることが難しいほどの状態からスタートするときに有効なのが，しっかりとした革製（もしくは丈夫な布製）のベルトである。介助者がしっかり

図 5-16　患者に丁寧に説明する

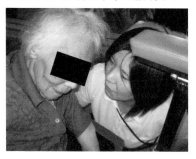

図 5-17　歩くためのトレーニング

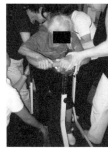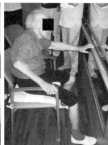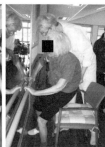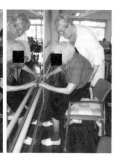

とベルトで腰を支え，多少持ち上げるくらいにすれば本人に負担がかかりすぎず
にトレーニングを開始することができる。

　この女性が最初に歩行器を活用したときも，彼女の周りを2〜3人のスタッフ
で囲みながら実施した。トレーニングを開始した頃は，1回あたり数分で切り上
げた。入浴も同様に，彼女にとっては挑戦だった。通い始めたばかりの頃は複数
のスタッフで入浴介助を行っていた。

　そして半年のトレーニングを経た後，彼女は歩く力を再び獲得した。そして活
動的な毎日を送ることができるようになった。この女性の「また歩きたい」とい
う目標を達成した「喜び」を，あなたはこの写真（図 5-18）から見て取ること
ができるだろう。

　彼女は私たちに大切なことを教えてくれている。トレーニングを開始するにあ
たって，遅すぎるということは決してないということだ。「奇跡」とも思えるか
もしれないこの事実は，一人の女性の強い意思と明確な目標と，彼女を勇気づけ

図5-18 「また歩きたい」を叶えた女性

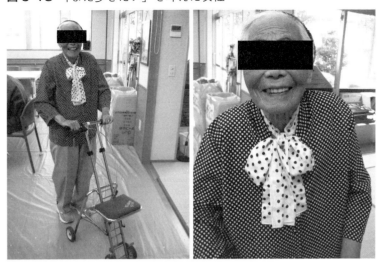

続けた看護師と介護スタッフのチームワークによる努力の賜物である。何も難しいことではない。あなたが利用者の可能性を見出し，自らの職責のもとで利用者の目標や意思に沿うこと。それをあなたのたくさんの業務のなかで，最も優先すべき事項にするだけである。

## 8 デイサービスセンターの利用者は患者だろうか？

デイサービスセンターで働くうえで忘れてはならない重要なことを確認しておこう。

### • 利用者の機能低下を回避させよう

決して忘れないでほしい。座りっぱなしや安静な状態に据え置くことで，特に高齢者は身体の衰えが必要以上に進んでしまうことを。私たちは看護師であり，介護スタッフである。私たちのケアは，利用者の機能を少なくとも維持する形で提供されなければならない。可能な限り高齢者をベッド，あるいは椅子から起き上がらせよう。もちろん休息は高齢者にとって重要だ。しかし同時

に，デイサービスセンターにいる日中の時間帯に，シンプルな基礎トレーニングを実施することも重要なのである。

● **高齢者は病的だと決めつけるのはやめよう**

デイサービスセンターに通う高齢者に，患者のように対応することはやめよう。利用者の到着後すぐに実施する体温や血圧のバイタル測定自体，利用者を患者かのようにみている証ではないだろうか。本当にその利用者にバイタル測定は必要なのだろうか。一度考えてみることも大切である。

● **資源を誤った形で活用するのはやめよう**

デイサービスセンター利用者のバイタル測定を毎回実施することで多くの時間が費やされる。それに輪をかけて時間が浪費されるのは，全利用者のファイルの記入である。本当にこれは必要だろうか。言い方を変えるなら，それを本当に必要としている利用者は一部なのではないだろうか。看護師や介護スタッフは，常に，自らの専門職という資源をどのように有効に活用すべきかを考えて行動しなければならない。日中の業務は，管理上の必要性ではなく，トレーニングの必要性を軸に構成されなければならないはずである。家族に報告するために看護師が毎回記録をつける連絡帳は本当に必要だろうか。必要としていない利用者に必要のないケアを提供するのはもうやめよう。それはケアではなく，単なるサービスと呼ぶに等しいものだ。

● **可能性を見出そう**

デイサービスセンターに通う利用者には，退職後まだ間もない人もいる。これまで自ら社会生活をまっとうしてきた高齢者である。一つのコミュニティで重要な地位を占めていた人もいるだろう。彼らの可能性を信じよう。看護師や介護スタッフが活動内容を勝手に組み立ててしまうとき，想定しているよりももっと多くの能力を備えているかもしれない。彼らの可能性を見落としてはならない。どんな可能性を秘めていて，利用者とスタッフとが協力し合いながらどのようなケアを組み立てればそれを引き出すことができるのか。私たちは瞬時に正確なアセスメントをできるようにならなければならない。

● **基礎トレーニングは看護師と介護スタッフの職務である**

PTやOTのみがリハビリテーションを提供するのではない。基礎トレーニングは，看護師や介護スタッフの重要な役割である。特に身体機能の衰えた高齢者にとっては，ケアの根幹となる部分といってもよいだろう。身体を動かし

たり基礎トレーニングを実施したりしたとしても，加齢現象を食い止めることはできない。とはいえ，加齢による身体面や心理面への影響を遅らせることは，看護師や介護スタッフが利用者のすべての動きをトレーニングの機会として捉えることで実践できる。車椅子を利用しなければならない状態や他人の手を必要とする状態となるまでの時間を引き延ばし，あるいはそうならないように完全に予防することも可能である。

- **利用者の意見や目標に耳を傾けよう**

　利用者を患者であるかのようにみることはやめよう。彼らはすべて，可能性をもった高齢者である。看護師と介護スタッフは，その可能性を利用者自らが発揮できるように，また，一人ひとりが自らの生活をまっとうするための主体性を維持できるように，ケアを提供しなければならない。それは利用者自らが選択すること，個々の意見や目標を表現することによって支えられるものである。デイサービスセンターは医療施設ではない。利用者が活動的で自立した生活を送れるように，主体的に生きることができるように支えよう。これが重要なのは言うまでもない。なぜなら，身体機能を損なえば自分の生活の主体性を失うことに直結するからだ。そして生活上の選択肢も狭まる。それが人の喜びや幸せに大きな影響をもたらすことは容易に想像がつくであろう。

- **利用者は患者ではなくパートナー**

　デイサービスセンターの看護師と介護スタッフは，時に利用者の良きコーチとなって支援すべきである。それはパートナーとしてであって，患者に対するものであってはならない。利用者の声に耳を傾けよう。秘められた可能性を表出できるように支えよう。利用者の集う空間に主体性や創造性，情熱や意欲を生み出そう。そして同時に，私たち看護師や介護スタッフも，過去の座りっぱなしデイサービスセンターのルーティン業務に再び戻らないために，自らの創造性を発揮し続けよう。

- **適切なデイサービスセンターを選択しよう**

　あなたが，どのデイサービスセンターに通おうか迷っている高齢者を担当する看護師だったとしたら，複数の事業所を比較できるように，また，見学時には多くの質問ができるように情報提供をしよう。選択すべきデイサービスセンターは，高齢者一人ひとりの未来を見据えてトレーニングを実施する事業所である。そして，"利用者の機能を向上させるには遅すぎるということがない"

との確信をもって事業を運営し，利用者の選択に重きを置きながら，日中の活動を組み立て，利用者の意見に耳を傾ける余裕のある事業所である。

次章では，"トレーニングに遅すぎるということはない"ということに確信がもてる事例を詳しくみていこう。老人ホームにおいて身体機能を向上させ，より活動的な生活を実現できた実例をご紹介する。

# 学びの POINT

## 1. あなたの意見は？

- 本章のデイサービスセンターの改革についてあなたはどう感じましたか？
- デイサービスセンターの利用者が得た新しい日常についてあなたの考えは？
- 本章であなたが最も学んだと思うことは何ですか？

## 2. あなたに何ができるだろうか？

- 利用者の機能低下を回避するためにできることは何か，考えてみましょう。
- すべての動作をトレーニングに活用するために計画を立ててみましょう。

## 3. 看護倫理の視点から考えてみよう

- あなたが出会った高齢者は，意見を聞いてもらえていたでしょうか？
- 多くの高齢者が文句を言わないのはどうしてでしょうか？　何事も受け入れて合わせてしまうのはなぜでしょうか？
- 私たちは高齢者に十分な敬意をもって接することができているでしょうか？

## 4. 家族をサポートするなら？

- 家族や親戚，近隣に介助を必要とする人がいないか探してみましょう。
- その人をサポートするためにどのような訓練が必要か検討してみましょう。

# 第6章　特別養護老人ホームで生活する高齢者の思いを知る

## はじめに

　高齢者に対して質の高いケアを提供できる能力を身につけるためには，看護師はさまざまな実践や経験が必要であるし，看護学生であれば，「実践的な」講義の存在が不可欠である。特にリハビリテーション看護では，現場での実習を行うことが欠かせない。

　本章では，筆者自身の経験を共有させていただこうと思う。看護系大学でリハビリテーション看護の講義を受け持った際，筆者は学生とともに，特別養護老人ホーム（以下，老人ホーム）で実習を行うという新たな取り組みを試みた。とはいえ，日本の老人ホームはリハビリテーション看護の実習施設としてほとんど想定されていない。しかし，一つの老人ホームがリハビリテーション看護の実践を承諾してくれた。その老人ホームの経営陣がリハビリテーション看護の重要性を理解し，実習施設として学生を迎え入れてくれたのである。その後数年間にわたり，年々入れ替わりながら多くの学生たちが実習を通じて入所者に対し，インタビューやアセスメントを実施した。もともと本書は，この老人ホームでの実習で得られた学びをより多くの関係者や看護師をめざす学生と共有したいという思いから執筆を試みたものである。

　本章ならびに次の第7章は，この老人ホームにおけるリハビリテーション看護の学生実習を土台として構成している。これから用いる「老人ホーム」という言葉は特定の施設を指すものではなく，広く一般的な老人ホームを念頭に置いて用いていることを申し添える。

## 1 自宅と老人ホームと施設の違いは？

　本章では，高齢者の機能維持の向上という本論に入る前に，学生による実習から浮かび上がってきた「老人ホームで生活する高齢者の思い」について考えてみることとしたい。

　住み慣れた自宅から老人ホームに移り住むというのは，人生のなかでも重大なイベントだ。だからこそ，老人ホームで実習する学生は，次の問いについて考えておく必要がある。

- 老人ホームで生活する高齢者はどのような人なのか

- なぜ自宅を離れて老人ホームへ移り住むことになったのか

　老人ホームでの実習の第一歩は，まず入所者との会話を通じて近しい関係性を築くことにある。そのなかで学生は，老人ホームという場に関するさまざまな発見をすることになる。例えば，老人ホームでの日常や，長く続くそこでの人生について，驚きをもって直に見聞きすることになる。つまり，リハビリテーション看護の実習を通じて，そこに入所する高齢者の思いや近親者との関係性，そして高齢者自身の意見が明確になる。

　とはいえ，そもそも老人ホームとはどういった場所なのか。まずはそこから確認していこう。

　老人ホームにかかわる説明として一般的に用いられるのは次のようなものではないだろうか。

　「入院を要するまでには至らないが，自宅療養も不可能な状態にある高齢者の生活する場所」

　そして，次のような集団生活の場所であると認識されている。

- 誰かが24時間そばにいる。孤独になることはない
- 隣人を自分で選ぶことはできない。まったく見知らぬ人と共同生活をする
- 決められたスケジュール通りに日常を過ごす
- 健康の維持が最優先である
- それまでの人生とはつながりのない生活を送る
- 終の住処である

　では，老人ホームに移り住むということによって，どのような変化がもたらされるのか。

　まず，自宅と老人ホームにはいうまでもなく明らかな違いがある。自宅とは，人生の多くの時間を過ごしてきた住まいである。

- それまで営まれた生涯の思い出や家族の歴史が刻まれている場所
- 自分が好きで選んだ家具や絵，そして家族写真に囲まれた場所
- 家族や友人，親しい隣人が近くにいる場所
- 家事や趣味，外出などを自分の好きなスケジュールで暮らせる場所
- 自分の行動について，誰からの許可も必要としない場所

　つまり，決められたスケジュールは一切なく，自由な生活を営む場所である。いつ起きて，いつ寝るか，いつ風呂に入るか，いつ外出するか，何を料理して何

を食べるか，いつ家族と会っていつ友人と会うか，いつ，どんな運動をするのか。当たり前ではあるが，これらのことを自分で決めることができる。

　自宅では，自分ですべて決められて，自分が心地良いと感じるものに囲まれて暮らすことができる。「誰にも，何にも合わせることなく生活すること」。これは人の幸せの最も根本的で重要な条件である。

　一方の老人ホームは，入所者の自宅（home：ホーム）ではない。それにもかかわらず，老人「ホーム」という言葉を用いるのは，概念の混乱をもたらし得る。むしろ老人ホームは，本質的に老人入居「施設」と呼んでふさわしいものだろう。

　施設とは，人々が集団で生活する次のような社会的システムである。

- 入所する者の行動は，施設を運営する側の事情によって管理される
- 施設での生活には，すべての暮らしのあらゆる面（例えば，起床，就寝，食事，入浴の時間等）にルールがある

施設で生活するということは，入所者が集団生活のルールを受け入れ，合わせるということである。そのため，施設のルールは，必然的に入所者の行動に大きな影響を与えるのである。

## 2 老人ホームでリハビリテーション看護の実習を行う

　まず，実習をとおして浮かび上がってきた老人ホームでの入所者の生活の実態をみていこう。入所者の生活は，基本的には老人ホーム側のルーティンワークに基づいて構成されている。一人ひとりの入所者が自由な暮らしを送る機会は限られている。しかしながら，それは何も驚くことではない。自らの人生の責任を介護スタッフに託した結果として当然なことである。したがって，老人ホームのルールに従うことが当然に求められるのである。

### 1）入所者との関係性

　多くの学生は，学外で行う実習に不安を抱くものである。実習の課題がこなせるかどうか不安に思い，失敗を恐れる。また，実習先の患者や高齢者，そして職員とうまく接することができるかと不安に思う。だからこそ実習の最初の段階では，入所者とポジティブで意義のある関係性を築くことに注力することが重要で

ある。学生たちには，老人ホームに入所する前と入所してからの生活について把握し，理解することが課題として与えられる。

- 入所者との良い関係性を築くためにはどうしたらよいだろうか
- 入所者にインタビューするためにはどのように会話を進めたらよいだろうか

ここで再び，デンマークの哲学者，セーレン・キルケゴールによる大切な言葉を紹介しておこう。ある人をサポートするためには，その人にまつわるあらゆる状況をよく理解することが必要であると教えてくれる。

人をある定めの場所まで連れ出すことに真に成功するためには，何よりもまず努めて「彼」の居どころをつきとめ，そしてそこから始めねばならない[*1]

学生は老人ホームの入所者といかに専門職として適切に接するか，良い関係性の構築の仕方について訓練を受けることになる。学生に自信をもたせるためには，事前にインタビューガイドを提示し，参照させることも重要である。

実習では，それぞれの学生のもつ幅広い特性を活かすことができるようにグループ分けを行う。それによって学生同士の学び合いの絶好の機会へとつながっていく。実習では，一人ずつ構成を考えながら少人数のグループで入所者一人ひとりにインタビューを行った。図6-1の写真は，3〜5名の少人数のグループで学生たちが入所者にインタビューをしている様子である。

学生はまず，入所者と良い関係性を築き，会話を続ける方法に悩むものである。そこで，次のことに留意するように心がける。

- 大きくわかりやすく書いた名札を示しながら自己紹介を行い，入所者が名前を覚える必要がない状況をつくる
- 同じ高さの椅子に座り，アイコンタクトをとりやすい状況をつくる
- 相手から信頼を得るためにも落ち着いた佇まいで，大きな声ではっきりと会話をする
- その場が楽しく心地良い雰囲気となるように気を配る

---

*1 セーレン・キルケゴール著，田淵義三郎・久山康訳：キルケゴール著作集18—わが著作活動の視点　野の百合・空の鳥，p.39，白水社，1963.

図6-1　学生による入所者へのインタビュー

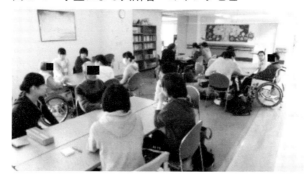

図6-2　難聴の人へのインタビュー

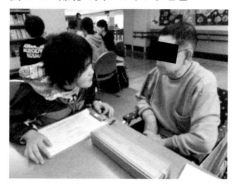

　また，老人ホームの入所者には難聴の人が多い。そこで学生は，自分の名前を
シールタグに大きな文字で記入して衣服に貼り付けた。難聴の高齢者と会話する
際には，大きな声ではっきりと伝えることに注意するようにした（**図6-2**）。そ
れによって聞きづらさのある入所者も，表情や口の動きが助けとなり，会話がし
やすい状況をつくることができた。

　そして，もう一つ心がけることは，学生と老人ホームの職員との間で可能な限
り最善の関係性を築くことだ。これに関しては難しいことではない場合が多い。
大半の老人ホームの介護スタッフは学生が実習に取り組む間，入所者との関係づ
くりにとても協力的でいてくれる。介護スタッフが提供しているケアの内容は，
学生にとって重要な学びとなる。

## 2) リハビリテーション看護と他領域（特に看護倫理）の関係性

　基礎看護の領域では，血圧測定が一つの難関ともなり得る。学生同士で測定し合う場合でさえも難しさを感じる者もいるだろう。高齢者の血圧測定は，それよりもなおハードルの高い挑戦となる。そこで実習では，入所者の了解をいただいて血圧測定も実施した。

　このように，リハビリテーション看護と他の領域との緊密な関連性を意識し，それを伝えていくことも質の高い看護教育の手助けとなる。したがって，他領域との関係性の理解を促すべく目標を設定することも，実習をプランニングする際にはとても重要である。

　特に，看護倫理とリハビリテーション看護の間には，深い関係性が存在する。リハビリテーション看護の実習において学生が直面する多くの倫理的葛藤，特に高齢者の自由と幸福な生の追求における課題は，看護倫理のなかでも有意義なテーマとなる。そして，基礎的なディスカッションのテーマを提供する。したがって，看護倫理の教員がリハビリテーション看護の講義に可能な限り参加し，時には実習に参加することも歓迎される。このように複数の異なる領域を受け持つ教員同士が協働し合うことによって，学生は，看護師の役割をより理解しやすくなる。教員側にとっても刺激的な経験となるだろう。

## 3　入所者自身の視点からみた老人ホームでの生活

　社会一般に，しばしば年齢による差別が生じることがある。これを年齢差別ないしは高齢者差別という。高齢者差別は，高齢であることを理由とした次のような偏見や差別である。

- 高齢者は社会の重荷である
- 高齢者は過去や古い時代の象徴である
- 高齢者はか弱く病気がちである
- 高齢者の社会的地位は低く，時には辺境の地で暮らすことを強いられる
- 高齢者は孤独で，誰かに頼らなければ生きられないとみなされる

　では，老人ホームで暮らしている高齢者はどうであろうか。上記の偏見のとおりの人たちなのであろうか。

- 入所者はみな孤独で，誰かに依存しがちだろうか
- 入所者はどのようにして誰かに依存しなければならない状況に至るのだろうか。そもそもか弱い存在なのだろうか
- 入所者は本当に依存しなければならないのだろうか
- 学生が一緒にトレーニングしようと誘ったとしたら受け入れてくれるだろうか。例えば，学生が実習期間を利用して，入所者の日常のすべての活動をトレーニングの機会として活用することはできないだろうか

　この項では，入所者に対する学生たちのインタビュー結果をみながら，高齢者とはどのような人たちなのかを考えていく。実習に協力いただいた入所者は，それぞれが多くのストーリーを有していた。学生たちは，彼らの若かった頃からの人生や入所する前の生活について聞くことができた。

## 1）品格を守り続けた男性の場合

　多くの入所者は実習に協力することを選択してくれたが，直接的な関与をきっぱりと拒む男性もいた。しかしその男性は，学生とのかかわりをすべて拒否したのではない。こちらがセッティングした環境ではない方法で，学生と接してくれた。そして彼と会う際には，学生は必ず事前に彼の都合を確認して予約をとらなければならなかった。彼は次の予定をスケジュール帳に書き込むのだ（図6-3）。

　彼との出会いによって学生は，人としての誇りや品格を最大限に尊重することの大切さを学んだ。つまり，すべての高齢者は一人ひとりが特別で，異なるパー

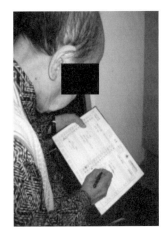

図6-3　学生との約束をスケジュール帳に書き込む入所者

ソナリティをもっているのである。彼は老人ホームへの入所に自分が同意した覚えはないこと，そして退所して自宅に戻ることを望んでいると学生に語ってくれた。

さらに彼は，日本の歴史を趣味としているのに話の合う人がいないと話してくれた。そして彼は「老人ホームのレクリエーションは，みんな子どもじみたものばかりだから」と，一人，個室にとどまることが多かった。

彼との対話は，学生にとって大きな発見の宝庫であった。老人ホームに入所するということはつまり，そこに居合わせる者がみな，過去を共有したことのない，見ず知らずの集団のなかで生活することになるのである。多くの人と生活を共にしながらも，一方でみな孤独を感じながら暮らしている可能性がある。まさに「集団のなかの孤独な暮らし」と呼ぶことができるだろう。

介護スタッフは，日常のなかに楽しみを提供しようとゲームやレクリエーションを企画して最善を尽くす。しかしながら先ほどの男性は，これらの活動をとおして自分自身が子どものように扱われているように思い，抵抗を感じていた。彼は老人ホームでの生活のなかで，尊厳を保持し続けたのである。

学生は彼に何度も会いにいき，対話を繰り返した。良い関係性を築きながら，彼が歩行器を利用して歩行していること，さらに杖なしでも歩行できることがわかった。その一方で，彼は日常的に車椅子を利用していた。

彼は自分の個室に学生たちを招き入れてくれた。トイレ付きの清潔感のある個室だった。4年間，彼が生活を続けてきたその部屋は，まるでホテルの客室のようだった。

そして彼は，老人ホームでの生活を次のように学生たちに説明してくれた。

- 以前の暮らしは過去のもの
- フロアの出入口には鍵がかかっていて自由に外出ができない
- 窓から外を眺めるほかにやることがない
- 家族が直接スタッフとやりとりをしている
- 日に日に体力が落ちていく

また，忘れてならないのは，

- 老人ホームの職員がとても親切である

ということに，彼が必ず言及することである。一方で職員は，本人のみならず，家族の思いや集団生活を維持するために老人ホームの運営方針にも従わなければならならない。入所者の意思との板挟みになることも少なくない。

図6-4　学生と熱心に語り合う高齢者

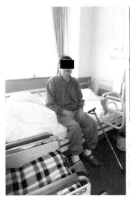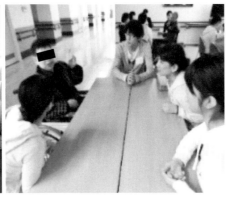

## 2) 10年間入所している男性の場合

　実習中，学生と熱心に会話をする男性がいた（図6-4）。彼との出会いも学生にとっては大きな学びとなった。

　彼は脳梗塞を発症して病院に長期入院し，退院後，老人ホームに入所した。まず学生を驚かせたのは，比較的若く見えた彼がすでに10年間も老人ホームでの生活を営んでいるという事実であった。すなわち学生は，過去の脳梗塞発症による長期入院が，彼の退院後の生活に，決定的でそして大きな影響をもたらしたことを学んだのである。

　彼は老人ホームから出ることはあきらめたと学生に伝えた。そして，老人ホームでの生活をより良くするアイデアを熱心に学生に語ってくれた。

　まずは，食事についてであった。老人ホームの食事はどうしても似通ったものになる。そこで，食堂のようにメニューがあれば選択できるだろうというアイデアだった。外食もできたらいい。散歩がてらに街の寿司屋で食事をしたいとも思っていた。

　2つ目は，毎日の生活についてである。老人ホームの日課に合わせていると，多くの時間を自分の部屋で過ごすことになる。もう少し自由に外に出て，空気を思いっきり吸って自然を感じたいとも述べていた。

　3つ目は，次第に衰えていく自分自身の身体についてであった。学生は，彼は立位の保持と歩行に困難が伴い，歩行器を用いても安全に歩くのは難しいとアセ

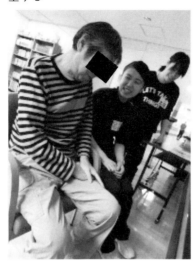

図6-5　自らの足で歩くことを希望する

スメントした。彼には車椅子が必要だったが，再び身体機能を回復させて自分の足で歩くことができるようになりたいと彼は考えていた。そこで，次章で紹介するとおり，学生とともに組み立てたトレーニングに毎日努めるようになった。

### 3) 脳梗塞発症後に入所した男性の場合

　学生実習に参加した入所者の多くは，病院での入院生活を経た後に，入所していた。こちらの男性もまさにその一人である。この男性は学生に次のように語ってくれた。

　「脳梗塞を起こして病院に入院していた頃は，ベッドで寝ていることが多かった。退院後は車椅子生活になっていた。家には帰ることができなくなったから，老人ホームに入ったんだ」

　学生は彼の身体機能をアセスメントし，脳梗塞の影響で右半身の機能が落ちていることがわかった。彼は，再び立って歩きたいと望んでいた（図6-5）。「また歩けるようになりたいんだ。自宅に戻って，前の生活に戻りたい」と学生に語ってくれた。

　また，入所前の彼はアウトドアや街での生活を楽しんできた。ところが，老人

ホームでは自由に外出ができず，友人の家とは遠く離れている。日本の老人ホームは自然豊かな場所に建てられていることが多い。つまり，市街地から離れている。そのため，外出するにしても近くには何もない。だからこそ，次章で紹介するように，彼も学生とともにトレーニングに励んだのである。

### 4) 暮らしぶり，機能，望みに対するアセスメント

　ここで紹介した3人のほかにも，多くの入所者が積極的に学生とチームを組んで実習に協力してくれた。グループワークの時間は常に誠実で真剣な空気が流れていた。すべての入居者がこれまでの人生を振り返り，老人ホームでの生活について語ってくれた。学生は入所者が好きなように話ができるように心がけ，話を遮ることは決してしなかった。学生は一通り話を聞き終えてから，自分たちの関心に基づいた質問をした。

　図6-6に入所者の言葉をまとめた。それぞれが，実に多くのストーリーや思いを抱きながら日々生活していることがわかる。

## 4　高齢者の状況や意見をどのように伝えるか？

　看護師をめざす学生として，自らの意見を相手に理解してもらうプレゼンテーション方法の習得は不可欠である。意見を表明することは，実際に看護師として現場で働く際にも，とても重要な能力とされる。仮に，患者の権利が尊重されず改善が必要とされている状況であれば，なおさら看護師は沈黙あるいは黙認などしていられない。生まれながらに演説が達者な者などいない。学生としては，まず自分の意見をもつこと，そしてその意見を提案する手段，すなわち話すスキルを向上させることが重要である。

　リハビリテーション看護の演習では，各グループで老人ホームでの実習の成果について発表した。グループごとに担当した入所者について，グループの構成員すべてが協力し合いながら準備し，アセスメントの結果を発表する。つまり，入所者の意見をまとめ，自らの見解と結論を発表するのである。プレゼンテーションには看護倫理の教員も同席し，可能な限りディスカッションを展開した。重大な倫理的課題については，その後，看護倫理の講義のなかでも取り上げられた。発

## 図6-6　入所者から聞かれた言葉

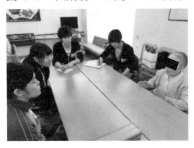

**身体について**
「入所した頃から歩くことはできる。でも，転ぶと危ないから車椅子を使っている」
**望みについて**
「杖で転ばずに歩けるようになりたい。他の人と一緒に毎日の脳トレもしたい」
**心配事について**
「すっかり転びやすくなってしまった」
**これからについて**
「今でも歩行器を使って歩くことができる。転ばずに歩けるようにもっと練習をしたい」

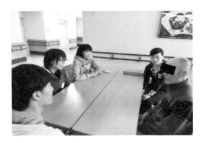

**身体について**
「まったく問題なく歩ける。手が必要な人を助けてあげることもできる」
**望みについて**
「散歩に出かけたいが，一人で外には出ることはできない」
**心配事について**
「特にない。何でも娘に電話で相談してから決める」
**これからについて**
「特に問題はない。皆さんの手伝いもしている」

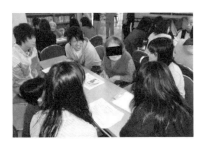

**身体について**
「すっかり歩けなくなった。病院から直接来たから」
**望みについて**
「自分一人で歩けるようになったら，ピアノを弾きたい」
**心配事について**
「寂しい。何もすることがないから」
**これからについて**
「教師だったから学生さんと話すのは楽しい。これからもおしゃべりしたい」

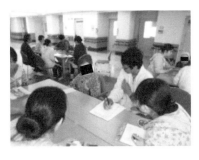

**身体について**
「入院していた病院から直接ここに入所した」
**望みについて**
「いろいろなことを自分で決められたらいい」
**心配事について**
「何もすることがない」
**これからについて**
「また歩けるようになりたい」

表内容をまとめるプロセスを通じて，対象者の人生や目標について学生一人ひとりがより深く考察することになった。

　ここからは，学生の発表をもとに展開されたディスカッションの一部を紹介しよう。

## 1）入所を選択するときの決断は高齢者自身がするべきではないか

　インタビューの結果，自分で老人ホームへの入居を決めた人は少なかった。つまり，入所するという意思決定のプロセスに参加していなかった。家族が老人ホームにコンタクトをとり，本人の代わりに入所を決めていた。日本の老人ホームの入所者の多くもそのような状況だろう。

　ここに大きな論点がある。果たして，家族が本人の代わりに入所を決断してよいのだろうか。老人ホームに移り住むということは，その人の暮らしの自由，自己決定，そして生活の本質に決定的な影響を与える。新しい生活スタイルは，極端にいえば興味関心を共有していない人々とともに，自分で選んだのではない大規模な集団のなかで暮らすというものなのである。

　もちろん老人ホームでは，多くの親切なスタッフが毎日の生活を支えてくれる。とはいえ，住む場所自体が自分の同意なしに決められていたとしたら，その後の人生をどのように生きていくことができるだろうか。

## 2）どこでどのように住むかは高齢者自身が決めるべきではないか

　学生は特に，今後の自分の生活がどうなるか判然としていない入所者が多いことに着目した。なかには，現状を受け入れつつも，いつになったら自宅に戻れるのだろうと気を揉む入所者もいた。つまり，いつかは自宅に帰れると考え，その日が早く訪れることを望んでいた。しかしながら日本では，老人ホームから自宅に戻るケースはほとんどない。つまり入所者は，訪れることのない未来を待っている。「いつになったら家に帰れるの？」と尋ねられた職員は，入所者に何と答えることができよう。

　また，入所者の生活にかかわる重要な事柄については，本人ではなく家族の判断に委ねられることが多い。外出するにも，事前に家族の許可を求めなければならない場合もある。家族は自分の親の老人ホームへの入所を（時には本人の同意なしに）決定し，入所後は老人ホームでの親の日常生活を遠く離れたところから

コントロールする。個々の家庭にそれぞれ事情はあるだろう。だが，高齢者の希望と利益の支えはどこにあるのか。職員は，入所者に親身であろうとすればするほど，家族と本人の相反する希望に挟まれる。

　ここでの論点は，高齢者の権利とは何かという点である。老人ホームに入所する高齢者の権利は，自宅で生活する高齢者の権利と異なるのか。高齢者の自己決定や自立する権利が，老人ホームでは非常に限られている。訪れることのない未来を待ち続ける暮らしは，幸せとはいえない。そこにはいない家族が本人の生活に干渉できる環境も，決して望ましいものとはいえないのではないか。

## 3）入所者自身が老人ホームの方針と日常のルーティンワークについて決めるべきではないか

　そして，多くの入所者が，元の暮らしではなく，老人ホームの規則に合わせた生活を送っていると学生に語った。食事の時間や食事の量にも基本的なルールがあり，入浴の日は決められている。

　とはいえ，ここでの論点は，入所者の日常の幸福を高める手段は他に何もないのかという点である。例えば，学生たちは食事について着目した。この老人ホームは，フロアに併設されている小さなキッチンで，職員と入所者が一緒に軽食をつくることなどであればできるのではないか。これは，老人ホームの職員とともに行うレクリエーションにもなり得る。老人ホームのルーティンをわずかに，しかも費用のかからない方法で調整することによって，入所者の現在の生活の幸福度を高めることができる。

## 4）高齢者には生活の継続性が必要ではないか

　老人ホームに入所後，孤独で退屈になったと多くの入所者が学生に語った。老人ホームでは，自宅と同じ生活を続けることはできない。日中の活動時間は非常に限られているため日々が単調となる。家族写真が飾られている以外は，自宅で愛用していた椅子やカーペット，音楽，本や絵画など，お気に入りの家庭用品を持ち込む入所者は少ない。

　また，出入口には鍵がかかっている。なぜ，認知症ではない入所者も含めて一様に鍵がかけられる必要があるのだろうか。さらには，老人ホームは郊外に建設されることも多いが，仮に社会生活の中心となる都市部に建てたとしたら，繁華

街にも近く買い物にも便利で，活発な都市文化にふれる生活を過ごすことのできる可能性が高まるのではないだろうか。

そこで学生は，高齢者が長くは 10 年にもわたって次のような環境で過ごすことが適切かどうかを議論した。

- 孤独かつ退屈な環境
- 十分に選択肢が提供されていない環境
- 自己決定できる範囲が乏しい環境
- 家族が自分の暮らしに関する決定権をもつ環境
- 鍵のかけられた空間
- 日に日に身体機能が衰えていく環境

この裕福な時代，長きにわたり社会を支えてきた高齢者が，古くからの友人もおらず，自分の趣味も満喫できず，好んで買った家具も絵画もない，これまでの人生や社会から閉ざされた美しい老人ホームで暮らしている。このような生活は，本当に望ましいものだろうか。

## 5) 人生の終着駅？　それとも人生最期の日まで良い生涯を送る場所？

車椅子を使用し続ける生活は，高齢者の筋力，特に立ち上がりや座る動作にかかわる筋力に決定的な影響を与える。現に，多くの入所者は立位を保持することが難しく，バランス感覚や体力に対しても影響が出ているように見受けられた。そのようななか，自ら身体を維持しようと努力する入所者との出会いもあった。図 6-7 に示した写真の 90 歳の女性は，自分の個室で密かに続けている自己流の体操を機敏な動きで学生に披露してくれた。

私たちの学生実習時も，安全性に最大限配慮した形で実施した。とはいえ，ここでいう「安全」とはいったい何であろうか。危険やリスク，怪我から入所者を守ることだろうか。だとしたら，車椅子を利用することが本当の意味で入所者を怪我から守ることになるのだろうか。車椅子を使用することで身体の機能を衰退させることこそ，危険だとはいえないのだろうか。そもそも，なぜ車椅子が日常の暮らしのなかに組み込まれているのだろうか。ケアのあらゆる動きをトレーニングの機会にすることで，ほとんどの高齢者が活動的に車椅子なしで安全な生活を送ることができるようになるのではないか。そしてそのとき，看護師や介護スタッフはどのように貢献できるだろうか。

図6-7　自室で体操する入所者

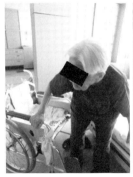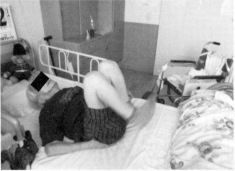

<br>

## 5　老人ホームで生活する高齢者の思いからみえてくること

　本章は，老人ホームに入所する高齢者と学生の特別なパートナーシップに基づいて実施した，リハビリテーション看護の実習における学生たちの経験をもとに考察した。老人ホームは多くの設備が伴った美しい建築物である。しかし残念ながら，そこで暮らす高齢者の真の利益のために考えられた構造ではないものも多い。どんなに親身で優しい職員がいたとしても，孤独にはなり得る。集団生活においては不可欠な規則やルーティンワークがあり，自分の権利や自己選択が尊重されない不安定な状況に置かれることが避けられない。

　学生は実習をとおして，適切かつ緊密な関係性に基づく対話の重要性を学んだ。高齢者の希望や目標について，そして老人ホームという特殊な空間での生活の実態にも考察を巡らせた。将来の看護師の役割について示唆を得たともいえよう。

　リハビリテーション看護では，自らが意見をもち，それを表明すること，そして自らの看護を提供する対象者の代弁者となることを学ぶ。自分が将来出会う患者や高齢者のためにも，躊躇なく自らのケアを見直し，発展させ，知識を学ぶことの責任の大きさを体感する。

　そしてすべての看護師は，自らの看護の対象者の身体機能の衰退を予防しなければならない。それは病院でも，老人ホームでも，訪問看護でも，デイサービスセンターでも同様に求められる重要な役割である。高齢者の機能向上に遅すぎる

ということは決してない。

　次章では，学生実習のなかで行ったトレーニングによって高齢者の機能が向上した事例を紹介しよう。繰り返しになるが，多くの高齢者にとって，車椅子から離脱して再び歩けるようになるためのリハビリテーションに遅すぎるということはない。

# 学びの POINT

## 1. あなたの意見は？
・これからこの学びをどのように活かすことができそうですか？
・あなたが出会った高齢者は選択肢や意見をもっていましたか？

## 2. あなたに何ができるだろうか？
・学生が入所者から学んだことを思い返してみましょう。

## 3. 看護倫理の視点から考えてみよう
・高齢者の声に耳を傾けているでしょうか？
・若者の権利と高齢者の権利には違いがあるのでしょうか？
・高齢者の生活に対する家族の干渉は制限されるべきでしょうか？

# 第7章

特別養護老人ホームにおけるリハビリテーション看護の実践と成果
──実習をとおして学ぶ

# 1 老人ホームにおける看護師の役割

　特別養護老人ホーム（以下，老人ホーム）で新たな暮らしをスタートさせる高齢者が，いざ老人ホームを探そうとしたときに，何を基準に選択したらよいのだろうか。自分にあった適切な場所を探すには，老人ホームのホームページに掲載されている運営方針を確認すればよいのだろうか。そもそも，その理念は現実とリンクしているのだろうか。

　その問いの答えはいくつか考えられる。老人ホームのなかには，高齢者の安全を確保することを最優先に，日中もずっとベッド上で過ごすようにさせているところもある。こういった老人ホームでは，例えば1週間に2回の入浴時間以外は，入居者はずっとベッド上で過ごすことになるだろう。その他5日間は24時間，寝たままである。入所者が自分で寝返りをうつことができなかったとしたら，褥瘡を予防するため数時間おきに身体の向きを変えてもらう。加えて1日に数回，介護スタッフがやってきて，ベッドのリクライニングを使用しながら体位変換をする。看護師と介護スタッフは，医療のメソッドを踏襲すべく，あたかも治療のようなケアに専念する。

　リハビリテーション看護の視点をもち得ていたとしたら，この看護ケアはどう評価すべきだろうか。より良き生を求めることは，すべての人にとって価値あることであり，すべての人にその権利があるはずである。生きることをあきらめて，自分の死をただ待ち続けるようなケアは最も避けなければならない。

　看護師は，看護ケアにもっと焦点をあてるべきである。老人ホームで寝たきりの高齢者をケアする看護師も，他の職員と連携しながら，現状に問いを投げかけ，新たな選択肢を提示することで，変化を起こすことができる。例えば，寝たきりの高齢者に処方されている薬剤について，その処方は本当に効果があるのだろうか，本当に必要とされているのだろうかと疑問を投げかけることもできるだろう。

　立位を保つ機能のトレーニングを進めるのはどうだろうか。立位さえ保つことができれば，最もプライバシーが尊重されるべき排泄が，トイレで自立できる可能性として広がる。ベッドから起きて安全に立ち上がることができれば，介助の必要性が少しずつ減少するであろう。寝たきりだったとしても，食事の時間には心地良いダイニングチェアに座り替えることはできる。胃ろうを造設していたとしても，食事を眺め，香りを楽しみ，食卓の雰囲気を味わうことはできる。加え

図 7-1　リクライニングチェア
に移乗して日中を過ごす

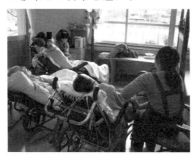

て，リクライニングチェアに移乗できさえすれば，外気にふれて，季節の変化を
楽しむことができるだろう。

　リハビリテーション看護では，その人のもっている力に着目することが重要で
ある。意思の疎通が難しいようにみえても，その人の今もち合わせている力を探
す。例えば，1日のうち朝と午後に，少なくとも一度はベッドからリクライニン
グチェアに移乗して部屋から出て過ごすことはできる。どのような状態であって
も，1日少なくとも二度はベッドから出るようなケアが提供されるべきである。
それは，すべての高齢者の有する人権を保障するためにも必須であると考える。
図 7-1 の写真は，まさにそれらの実践をしている老人ホームでの様子である。
入所者の好みそうな音楽が流れ，窓からは春の日射しが降り注ぐ。この写真の奥
に写る二人は夫婦である。見舞いにきた妻は夫の手を握りながら午後のひと時を楽
しむ。こういった時間も，家族支援として看護師が提供できる大切なサポートで
ある。

　看護師や介護スタッフが書類業務よりもベーシックなケアを重視している老人
ホームを，どう評価したらよいだろうか。老人ホームを選ぶとき，高齢者自身と
その家族が，こういった現場の看護ケアに関する情報にアクセスすることは難し
い。ケア内容の質に関する評価や老人ホーム間の比較，推薦コメントなどは公開
されていないので，まるで目隠しをしながら老人ホームを引き当てるようなもの
である。一方で，私たちの普段の暮らしに目を移せば，この国にはレストランや
ホテルなどの口コミ情報や評価サイトが豊富に存在している。高齢者ケアの領域
にも同じような評価の仕組みがあってよいではないだろうか。

学生の実習先となった老人ホームの職員や経営陣は，まず入所者のことを最優先に考えていた。これが入所者にとって最も重要なことである。現状にほんの少しの調整を行うだけで，高齢者自身が望む最高の老人ホームになることができるだろう。

　私たちは，看護師という存在に信頼を寄せてくれるすべての人とともに協働していかなければならない。この協働の基盤となるのが対等な信頼関係であり，その関係性は深く適切に交わされる対話が基盤となる。老人ホームでの実習期間に交わされた対話を通じて，学生は，老人ホームに入所する高齢者の生活の実態や，彼らが抱き続ける思いと希望の存在を知った。入所者の多くは，自らの足で歩くことができるようになりたい，歩き続けたいと願っていた。そこで実習においても，日常的な運動メニューやそのノウハウを入所者とともに学ぶことから始め，共にトレーニングを考え，共に実践を行った。本章では，第6章で紹介した入所者と学生が一緒になって取り組んだトレーニングの成果をお示ししたい。

## 2　昼間のベッドは友だちではない

　学生は実習前にリハビリテーション看護の知識を学んだ。その知識の一つが，身体を動かさずにベッドで安静にし続けると1週間で2割の筋力が失われるという事実，つまりは昼間のベッドと親しくなりすぎてはならないということであった。特に，立ち上がり，座るといった上下運動に不可欠な筋力に大きな影響があることも学んだ。学生の実習に参加した入所者の多くは，これまで長きにわたる入院生活や老人ホームでの暮らしの影響から，すでにこの筋力に支障が出ており，歩行機能に問題を有していた。残念ながら，これは長期にわたって続けられたベッドケアとリハビリテーションの視点を欠いたケアによってもたらされた結果だといえよう。そしてそれゆえに，車椅子は転倒を防ぐ目的でも利用が勧められていた。

　そこで学生は，今後も車椅子を利用し続けて身体の機能を活用しない生活が継続されるとしたら，より一層，大きな影響がもたらされるのではないかという点について入所者と話し合った。身体の機能が衰えれば，より一層，暮らしの選択肢が制限される可能性があることを伝えたのである。結果，この対話を通じて学

生は，老人ホームの看護師が日常生活のすべての動きをトレーニングの機会として捉え，安らかな暮らしのなかにもリハビリテーションの視点を維持し続けることの重要性を学ぶこととなった。

## 3　高齢者の身体機能をアセスメントする

　第6章で，安全を優先するために車椅子を利用し続け，筋力が衰えたとしてもその結果を受け入れざるを得ない高齢者の状況をみてきた。もちろん，日本の老人ホームは介護老人保健施設等とは異なり，機能訓練等のトレーニングを実施することは制度上規定されていない。しかしながら，当の入所者自身は，身体の機能を維持し，毎日でも運動をして体力をつけたいと望んでいた。可能な限り機能を回復させることに特別な価値を見出していたのである。そこで，入所者と学生は介護スタッフの協力を得ながら，実習のなかで自分たちで組み立てたリハビリテーションのプログラムを実践することとした。

　プログラムはそれぞれの入所者の思いを重視して組み立てた。学生は，まず各入所者の身体機能を評価し，目標を確認することとした。そのなかで，学生は機能を維持する重要性を説明し，入所者と協力してアセスメントに取り組んだ。

　身体機能の評価にあたって，実習では理解しやすいシンプルな指標として，バーセルインデックスを活用した。10項目で構成されたこの指標は，日常生活動作（activities of daily living：ADL）についてどれだけ自立しているかを素早く評価することができる。ADLとは，通常，介助なしで行うことのできる日常的なルーティン動作のことをいう。バーセルインデックスでは，食事，移乗（椅子とベッドの間），整容，トイレ動作，入浴，歩行（移動），階段昇降，着替え（更衣），排便／排尿コントロールといった動作を10種類に分類している。実習時には**表7-1**に示した20点満点の配点表に基づいて，学生は入所者の機能を評価した。

　評価の合計点数が高いほど自立度が高く，低ければ依存度が高いということになる。バーセルインデックスは，高齢者の日常生活における自立度を測るために最も活用されている指標である。リハビリテーションのプログラムを組み立てるうえでもとても有効である。移動や移乗，トイレ動作の自立度の低い高齢者であったとしても，ベーシックなトレーニングプログラムを実践することでこのス

## 表7-1　バーセルインデックス

| 項目 | 点数 | 判定基準 |
|---|---|---|
| 食事 | 2 | 自立，手の届くところに食べ物を置けば，トレイあるいはテーブルから1人で摂食可能，必要なら介護器具をつけることができ，適切な時間内で食事が終わる |
| | 1 | 食べ物を切る等，介助が必要 |
| | 0 | 全介助 |
| 移乗 | 3 | 自立，車椅子で安全にベッドに近づき，ブレーキをかけ，フットレストを上げてベッドに移り，臥位になる。再び起きて車椅子を適切な位置に置いて，腰を掛ける動作がすべて自立 |
| | 2 | どの段階かで，部分介助あるいは監視が必要 |
| | 1 | 座ることはできるが，移動は全介助 |
| | 0 | 全介助 |
| 整容 | 1 | 自立（洗面，歯磨き，整髪，ひげそり） |
| | 0 | 全介助 |
| トイレ動作 | 2 | 自立，衣服の操作，後始末も含む。ポータブル便器を用いているときは，その洗浄までできる |
| | 1 | 部分介助，体を支えたり，トイレットペーパーを用いることに介助 |
| | 0 | 全介助 |
| 入浴 | 1 | 自立（浴槽につかる，シャワーを使う） |
| | 0 | 全介助 |
| 歩行 | 3 | 自立，45m以上歩行可能，補装具の使用はかまわないが，車椅子，歩行器は不可 |
| | 2 | 介助や監視が必要であれば，45m平地歩行可 |
| | 1 | 歩行不能の場合，車椅子をうまく操作し，少なくとも45mは移動できる |
| | 0 | 全介助 |
| 階段昇降 | 2 | 自立，手すり，杖などの使用はかまわない |
| | 1 | 介助または監視を要する |
| | 0 | 全介助 |
| 着替え | 2 | 自立，靴・ファスナー，装具の着脱を含む |
| | 1 | 部分介助を要するが，少なくとも半分以上の部分は自分でできる。適切な時間内にできる |
| | 0 | 全介助 |
| 排便コントロール | 2 | 失禁なし，浣腸，坐薬の取り扱いも可能 |
| | 1 | 時に失禁あり，浣腸，坐薬の取り扱いに介助を要する |
| | 0 | 全介助 |
| 排尿コントロール | 2 | 失禁なし |
| | 1 | 時に失禁あり，収尿器の取り扱いに介助を要する場合も含む |
| | 0 | 全介助 |

コアを上げることができれば，わかりやすい数値目標ともなる。

次にそのプランニングについてみていこう。

## 4　機能訓練プログラムの組み立て方と注意点

　学生が機能訓練プログラムを実践することも重要だが，それと同じくらい大切なのは，当事者である入所者自身がそのプランニングに参加して，受け入れられる内容にすることである。プランニング次第で，自身の今後の生活が左右されるのである。何によって自分の暮らしの質が向上するのか。それは自分が最もよく知っているはずである。したがって，入所者が自分で定める目標がトレーニングでめざすターゲットとなる。

　一方で，安全を確保することも同時に求められる。車椅子から離脱するためには，安全性がしっかりと確保されていなければならない。それがサポートする者の重要な役割である。

　まず，入所者の足下，つまり適切な履き物を選択することを忘れてはならない。例えば，**図7-2**の写真をみてほしい。一見，安全な靴を履いているように見えるが，この入所者にはサイズが大きすぎる。このまま歩行訓練をするのは安全とはいえない。

　次のチェックポイントは，車椅子からの立ち上がりのタイミングに必要とされる視点である。車椅子から立ち上がるときは必ずブレーキをかけることを忘れてはならない。両輪のブレーキをかけずに立ち上がるのは危険である。そして，ペ

図7-2　適切な履き物を選択する

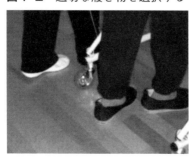

図7-3　車椅子から立ち上がるときに気をつける点

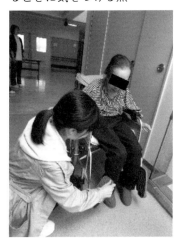

ダルをしっかりと収納することも重要である（**図7-3**）。ペダルが出たまま立ち上がるのもまた危険な行為である。実習ではこのように，トレーニングを開始する前の準備にもしっかりと時間をかけた。

## 5　病院から直接入所して10年になる男性のトレーニング

### 1）目標とそのためにすること

　脳梗塞の後遺症として右半身に麻痺が残り，入所10年目を迎えるこの男性（**図7-4**）は，第6章でみたとおり，学生に次のような目標を伝えていた。

- 杖で歩けるようになりたい
- 外に散歩に出かけたい。寿司屋で食事がしたい
- ベッドと車椅子の間の移乗をもっとスムーズにできるようになりたい

　まず学生は，バーセルインデックスで彼のADLの評価を行い，10点という比較的依存度の高い結果を得た。

　そこで学生と男性は，まず足の筋力をつけてバランスを維持する機能の向上に注力することに合意した。脚力は，身体全体のなかで最も大きな力を蓄えている

図 7-4　杖で歩くことを目標にす
る男性

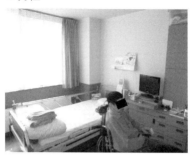

図 7-5　脚力をつけるエクササイズ

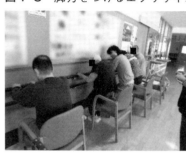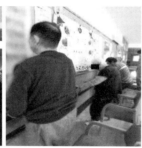

筋力である。立ち上がった際には脚力で身体全体の重さを支えるのだから当然である。だからこそ、脚力は自由な生活には欠かせない。特に、長期にわたり車椅子を使用してきた人にとっては、その筋力の回復が重要な鍵となる。

## 2）脚力をつける簡単なエクササイズと歩行トレーニング

①取手のついた安定した椅子を準備する

②手すりの前に椅子を設置し、そこに座る

③安定した立位を保つために、両足は少し開く

④手すりにつかまりながら立ち上がって座る動作を繰り返す

これはいわゆるスクワットである。手すりをつかまずに行えば、バランスのトレーニングにもなる。図 7-5 の写真のような環境であれば、すべての入所者が安全に立ち上がり運動を行うことができる。疲れたら後ろの椅子に座り、休憩をとることも大切である。休憩をとるまでの間隔が長くなれば、エクササイズの効

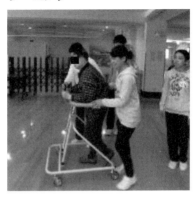

図 7-6　歩行器を利用した歩行ト
レーニング

果が出ていることになる。

　スクワットは，高齢者に必須の運動である。スクワットをすることによって移
動とバランスの能力を向上させることができ，転倒の予防にもつながる。歳を重
ねていくほどに，足の筋力を保つことが，自由な暮らしを維持するうえで重要と
なるのである。

　もちろん，運動前に血圧を測定することも忘れてはならない。運動の合間に休
憩を挟みながら，疲れすぎないように調整をすることも大切である。

　男性は，安定した立位をとれるようになったら，次は歩行器を利用した歩行ト
レーニングをゆっくりと開始した。このときも無理はせず，短時間からスタート
することが大切である。この歩行トレーニングは，散歩に出かけることを目標と
していた男性にとって特別に嬉しい時間となった。歩行トレーニングの安全を確
保するうえで重要なのは，歩行器と対象者の腰ベルトを両方しっかりと保持する
ことである。実際に学生は，両サイドからしっかりと歩行器を支えるところから
開始した（図 7-6）。

## 3）成果

　もう一度自分の足で歩きたいと願いながらも 10 年の間にわたって車椅子を使
い続けた男性は，スクワットにより脚力とバランス保持の機能を向上させ，歩行
トレーニングをスタートさせた。学生のサポートとともに歩行器のトレーニング

図 7-7　スロープを利用した杖歩行のトレーニング

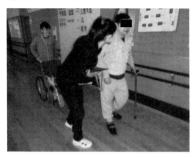

を経て，最終的には杖で歩くトレーニングも開始した。杖を利用しながら安全に歩けるようになること，それが次の目標となった。

　その後，杖歩行のトレーニングもスタートした（図 7-7）。車椅子をすぐ後ろに準備し，休憩を挟みながらゆっくりとトレーニングは継続された。疲労は転倒につながりやすく，過度にトレーニングを促すのは禁物である。そして最終的には，手すりを頼りながらも，彼は杖なしで一人で歩くことができるようになったのである。

　この男性が目標を達成できた背景には，次のようなものがあるといえるだろう。

- 本人に芽生えた責任感（支える側が勝手にできないと決めつけないこと）
- 理解しやすい方法で提供された情報（車椅子がもたらす結果と運動することの重要性）
- 本人と交わされた対話（本人の思いが最優先であることを伝え続けること）
- 自分自身の課題に対する主体性（目標の達成に向けて自ら責任を果たすように促すこと）
- 学生との間に生まれた協働意識
- 心地良い空間にもたらされるパートナーシップ（毎回同じチームで，目標に向けて協働すること）

　学生にとっても，自らが促したトレーニングの効果について評価することは重要である。また高齢者本人にとっても，その成果を実感できることは，モチベーションを保つことにつながる。後述する立ち上がりテストなどは，まさにその成果を手軽に確かめることのできる有用なツールである。

**図 7-8　自分でトレーニングを書き出す**

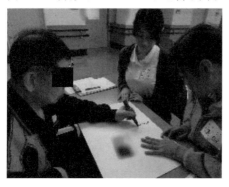

**図 7-9　寿司を食べに行く**

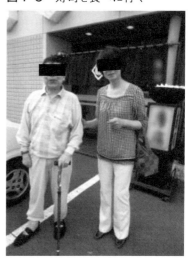

　また，学生が老人ホームを訪問する実習日以外は，入所者が自分でトレーニングを実践しなければならない。そこで，トレーニング内容を入所者が自分で紙に書き出すことにした。

　この男性も学生にサポートしてもらいながら，自分のトレーニング内容を自らの責任のもとで書き出した（**図 7-8**）。麻痺の残る右手の代わりに左手で書き留める作業にてこずったものの，最終的に彼は自分の役割をまっとうした。学生が代わりに書くことはしなかった。本人に主体性を発揮してもらうことがこのタイミングでは必須であり，軽はずみに限界を引いてしまうのではなく，もっと多くの能力を発揮できると信頼することが重要であると知っていたからである。

### 4）チャンスを生かして夢をかなえる

　この男性は，学生が実習にやってきたというチャンスを確実につかみ取り，このうえない成功をおさめた。自身で設定した目標をクリアして杖で歩けるようになり，お寿司を食べに行きたいという夢をかなえたのである（**図 7-9**）。

# 脳梗塞発症後，長期入院を経て入所した男性

## 1）脳梗塞で人生が終わったと考えるか，新しいスタートと捉えるか

もう一人，脳梗塞を発症した後に長期入院を経て老人ホームに入所した男性の成果も紹介したい（**図7-10**）。

彼もトレーニング前に実施したバーセルインデックスの指標は10点で，依存度の高い値が示された。学生はトレーニング目標として，脚力の増強とバランス維持機能の向上を設定することにし，彼自身の合意を得た。残りの生涯を車椅子生活だけで終わらせたくないと願った彼の目標は，老人ホームを出て，また活動的な生活に戻ることであった。

車椅子に乗りながらトレーニングをするのは安全ではない。そこで，まずは安定した椅子を用意し，車椅子から移乗するところからトレーニングがスタートした。次第に安定したスクワットができるようになった男性は，**図7-11**の写真のように，個別トレーニングからグループトレーニングに参加するようになった。複数の参加者で声をかけあって行うグループトレーニングは楽しい時間ともなり得る。単調な老人ホームでの生活に活気をもたらすであろう。ただし，参加者がそれぞれ安定したスクワットができるようになった段階で初めて取り入れることのできるものである。

**図7-10　筋力が衰えて車椅子**
**生活になっていた男性**

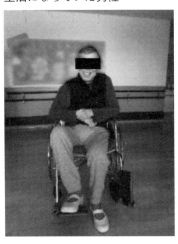

図7-11　グループトレーニング

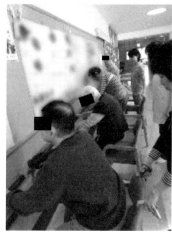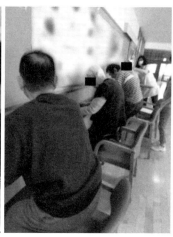

## 2) バランストレーニング

　人はみな，加齢とともにバランス維持機能が低下するという事実を変えることはできない。加えて高齢者のバランス維持機能は，車椅子を利用しているうちにみるみる衰える。そのうえ脳梗塞発症後は，バランス機能を損なう後遺症にみまわれる。バランス機能が衰えれば，転倒のリスクが高まる。だからこそ，バランスの維持機能を向上させることに注力したトレーニングが重要なのである。最も簡単でシンプルなバランストレーニングは，安全な環境で片足立ちをすることである。**図7-12**の写真のように，片手で手すりをつかみ身体を支えながら片足立ちをする。この方法で，両方の足でトレーニングをする。麻痺が残る側の足で行う場合は，学生が横で支えながら実施した。

　これは長年車椅子生活だった人にとってはかなりきついトレーニングともなり得る。しかし，男性は主体的にトレーニングに挑んだ。歩行を安定させて車椅子から離脱し，老人ホームを出て生活をしたいという目標に向かい始めたのである。

　**図7-13**の写真は，このトレーニング内容を自分で書き出している様子である。学生のいない平日の日中に自分自身で行うためのプログラムを書き留めている。前述の男性同様，この男性も右半身に麻痺が残っているため，利き手ではない左手で書かなければならなかった。だが，学生は代わりに書こうとはしなかった。自分自身で書き留めることが重要であると知っていたからである。時間がかかっ

**図7-12 片足立ちのトレーニング**

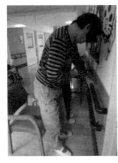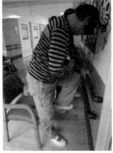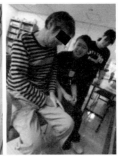

**図7-13 自分でトレーニングを書き留める**

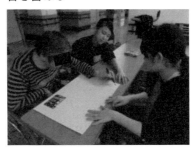

たとしても，支援する側は余計な手を出さない。これがリハビリテーション看護において重要な点でもある。往々にして，手を差し伸べたくなるのが看護師である。だがそうではなく，一歩引いて待つことが大切とされるタイミングがある。

　トレーニングによって徐々に脚力をつけたこの男性にも，歩行器でのトレーニングが可能となる日が訪れた。両側から学生がサポートしながら，歩行器を使用して安全に歩行トレーニングを開始した。自らトレーニングに努めることで壁を乗り越え，できることが増えれば，それだけ自分自身に自信がつき，トレーニングに向かう意欲も増していくものである。

## 3) トレーニングを持続させるコツ

　この男性と学生がもたらした成果はどんなものだったのかをみていこう。

　トレーニング開始当初は，学生がしっかり支えることが必要なほどに男性の依

図 7-14　高齢者の変化

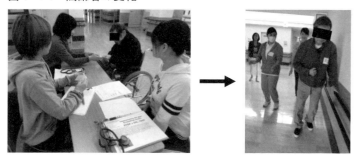

存度は高かった。それでも彼にとって，二本の足で立ち，そして歩けること自体が幸せな時間だった。最初は歩行器で行っていた機能テストにも劇的な改善がみられた。この結果が毎日のトレーニングの動機づけにつながった。彼が描いた目標，つまり「転ばずに歩けるようになりたい」というゴールに近づきつつあった。

　少ない介助でも自分の足で歩くことができるようになったタイミングで，改めて本人とこれからの人生，つまり現実的な将来について話をすることも重要である。何も車椅子に座ったままでいなければならないわけではない。しかし一方で，リハビリテーションの道には凸凹があることも伝えなければならない。脳梗塞には徐々に遅れて発症する後遺症もある。倦怠感，視野狭窄，うつのような症状である。彼の症状に関するより詳細な情報を得ることができたなら，感情のコントロールについてもサポートを強化することが可能である。もちろん看護師としては，看護の対象となる高齢者が再び自立して，自らの人生を自分でコントロールできるように支えなければならない。加えて，本人が気づいていない部分についても伝えていくことが必要である。

　図 7-14 の 2 枚の写真は，学生とこの男性がもたらした成果をよく現している。左の写真は初めて学生が彼に会った日の様子で，右側の写真は学生が傍らに寄り添いながら，一人で手すりを使って歩行している様子である。もちろん今後も歩行のトレーニングは必要ではあるが，彼が自ら設定した目標に確実に近づいているのは事実である。

　次なる目標は，麻痺の残る右手のトレーニングであろう。脳梗塞を発症した後，多くの人は麻痺が残る部分を認めたくないものである。だからこそ，そこに着目する必要がある。

## 7　ピアノを弾く「自由」を求めた女性

　次に紹介する女性は，長期の入院を経て老人ホームに入所し，車椅子を利用していた。彼女は学生に，「昔は幼稚園でピアノを弾いていた。この施設の1階にもピアノがあるけれど，一人でそこまで行くことができない」と語っていた。学生と会話を交わすこと自体をとても楽しんでいたように見受けられ，実習にも積極的に参加してくれた（**図7-15**）。

　彼女自身の目標は「また歩けるようになりたい。1階のホールに降りて，ピアノを弾きたい」というものであった。加えて，彼女には部屋でカーテンを自分一人で開け閉めできるようになりたいという目標もあった。

　彼女のバーセルインデックスは10点と自立度の低い数値となった。そこで，学生と女性は，まず脚力をつけて立位バランスの機能を向上させることに注力する旨を確認した。

　この女性も，車椅子から安定した運動用の椅子に座り換え，手すりを利用しながらスクワットやバランスのトレーニングに取り組んだ。また，平行棒を利用しながら歩行トレーニングを行った。トレーニングを重ねるうちに，歩行器での歩行トレーニングに十分な脚力を身につけるまでになった。

　そして，歩行器を利用したトレーニングの成果もあり，彼女は1階にあるピアノまでたどりつくことができたのである。**図7-16**の写真は，他の入所者を招いて歌の伴奏をしながら，学生とともに楽しんでいる様子である。

**図7-15　実習に積極的に参加する女性**

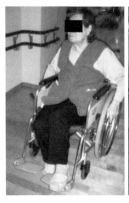
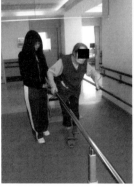

図7-16　ピアノを弾けるようになる

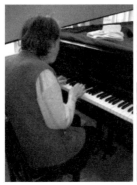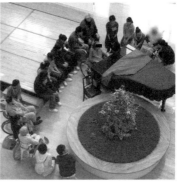

図7-17　カーテンの開け閉めも自分でできる

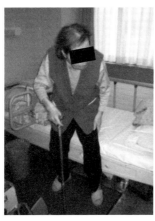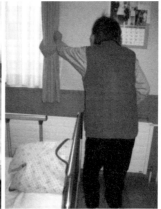

　学生のいない実習日以外にも，彼女は運動を欠かさず，杖を使って歩く練習を続けた。

　そして，もう一つの目標であるカーテンの開け閉めも，もちろん自分でできるようになった。図7-17の写真をご覧いただくとおわかりいただけるだろう。杖を利用して歩くトレーニングをすることで，前傾姿勢だった彼女がよりまっすぐ立位を保てるようになっている。

　この女性は，実習プログラムを通じた学生のサポートによって再び歩くことができるようになった。毎日，1階のピアノまで歩いていき，演奏を披露することができるようになった。つまり彼女は，ピアノを披露し，カーテンの開け閉めを

する「自由」を得たのである。

## 8　もともと運動能力の高い女性の取り組み

　加齢とともに筋力が衰えていくことは一般的にもよく知られているが，25歳頃に筋力は最大となり，何もしなければ後は下降するのみといわれている。筋力が低下すればするほど，身体は衰えていく。身体が衰えるということは，歩く速度も遅くなり，転びやすくなり，そして椅子から立ち上がりづらくなる。寝床からも起き上がりづらくなる。つまり，筋力が低下するということは，活動的な暮らしが遠のくことへとつながる。座りっぱなしでほとんど身体を動かさず，車椅子を利用していれば，この懸念が大きくなる。

　次に紹介する女性は，まさにその不安を学生に語っていた。彼女は，入所した後にほとんど歩かない生活になったことから，身体が衰えてしまったと教えてくれた。そこで，彼女が自分で定めたトレーニングの目標は，「再びバランスよく歩けるようになりたい」というものであった。彼女は，とても熱心にこれまでの人生を学生に語った。おしゃべり好きな彼女の周囲はいつも活気にあふれていた（図7-18）。

　バーセルインデックスは依存度の低い15点という結果であったため，学生は本人と相談し，脚力をより強化して，バランスよく転ばずに歩けるようにすることをトレーニングの目標とした。

　人は，バランスを保てないと転びやすくなる。そして転びやすくなった人に対しては，安全を確保するために車椅子が勧められる。だが，トレーニングを続け

図7-18　学生と楽しく話す女性

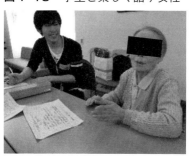

図 7-19　バランストレー
ニング

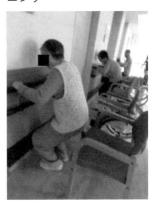

れば，高齢でも筋力の低下を最小限にとどめることができる。つまり，バランス
機能を維持・向上させることができることを忘れてはならない。加えて，バラン
スはその他のトレーニングの安全性を確保するためにも重要なポイントである。

　ここで，バランストレーニングの方法を確認しておこう。片足立ちをしてその
足に重心を乗せる。もう一方の足は持ち上げすぎず，バランスを崩したときのた
めに地面から若干離れたくらいでキープする（図 7-19）。

　両方の足でバランスがうまくとれるようになるまで，時間をかけてトレーニン
グをすることが大切で，焦りは禁物である。そして，どれだけの時間を片足で
立っていることができたかを毎日測っておくと，その成果を自分で見て取ること
もできる。この女性は，トレーニングを続けることで，当初は歩行器を利用して
いたが，車椅子を支えとした歩行も可能となった。そして最終的には，廊下の手
すりのみで安全に歩けるようになった。このように，個々の高齢者の機能レベル
の改善状況に応じて，トレーニング内容を調整し続けることも重要である。

　この女性もまた，毎日続ける自らのトレーニング内容と目標を自身の手で書き
込んだ。老人ホームの介護スタッフにも十分な説明を行ったうえで協力を求めた。

　彼女は，自身の部屋でもベッドの手すりを利用してスクワットの練習を続けた
（図 7-20）。休憩用の椅子を後ろに用意しておくことも大切だが，彼女にはもは
やそれも不要だった。とても熱心にトレーニングに専念したこの女性は，自分の
部屋でも運動を欠かさず，身体機能は大幅に向上した。

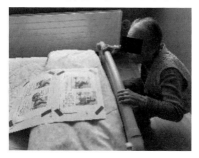

図7-20　自室でするスクワット

## 9　学生によるトレーニングを終えてみえてきたもの

### 1) 自分自身の暮らしの自由を取り戻すという選択肢をもつ

　例えば，廊下の手すりのみで安全に歩けるようになった女性は，もはや老人ホームの生活が不要ともいえる状態である。彼女は学生とトレーニングに励んだ結果，バーセルインデックスが18点にまで向上した。24時間体制で介護スタッフが生活を見守る体制にはそぐわない自立度の高さである。自らの生活のほとんどをコントロールできるほどの能力である。彼女のみならず，学生が入所者とともに取り組んだようなトレーニングを行えば，まだまだ能力を向上させることのできる高齢者がたくさんいるはずである。

　では，そこからみえてくるものとはいったい何だろうか。

　筆者の知る限り，日本では，老人ホームに高齢者が一度入所すると，医療機関へ入院するなどといった理由がなければ，老人ホームを退所することはほとんどない。ここで，例えば入所中に自立度を高めた高齢者が老人ホームを退所し，より自由な生活を営む選択肢が残されているとしたらどうだろうか。自らが好む暮らしを継続する可能性がまだ残されているとしたら……。

　私たちは安全のためという名目で利用を勧めている車椅子に，残りの人生を決定づける力があるということを意識しなければならない。学生の行った実習による入所者の機能改善の成果をみる限りでは，老人ホームに入所した高齢者にもまだまだ自由な生活の可能性は残されていた。

　次に，高齢者の能力を未使用のまま衰退させてしまうことは，この日本社会に

とって決して有益ではないという点も見逃してはならない。老人ホームから退所して自宅に戻ることは，高齢者自身のもち得る資源をすべて活用し，部分的ないしは完全なセルフケアを自ら管理することを可能とさせる。それは，高齢者ケア領域の財政健全化に資するものだともいえる。少子高齢化の日本においては，人口比率の低い若年層の介護職が高齢者の介護を担わなければならない。一人ひとりの高齢者の能力を維持し，増やし，活用すれば，それによって高齢者自身はより自由な生活を維持することができ，かつ経済的にも好ましい状況を維持できる。社会資源の無駄づかいを減らすためにも，介護現場の柔軟性と創造性は日本の社会に歓迎されてしかるべきである。

　老人ホームも，自立度を高めるケアを提供した際には評価されるべきであろう。現在，介護老人保健施設では在宅復帰率が評価されるようになった。しかしながら，老人ホームは，より高い介護度の高齢者により厚い介護を提供するための，いわば終の住処であり，介護度を改善させることは想定されていないだろう。むしろ，介護度が低くなれば報酬も減少する。身体機能を向上させようというインセンティブは存在しないといえよう。

## 2) 老人ホームにおけるケアの文化に疑問をもつ必要はないのだろうか

　老人ホームの入所者は，介護スタッフによるケアを高く評価していることを繰り返し言及していた。一方で，毎日決められたスケジュールをこなす生活や，無力な存在として認識されているかのような状況自体を変えたいという希望もあった。それだけではなく，どのように変化させればより良い暮らしとなるのかについての代替案をも有していた。

　入所者の老人ホームでの生活に重要な役割を果たすのが，介護スタッフである。親身に丁寧なケアを提供する介護スタッフは，入所者とともにどのような変化をもたらすことができるだろうか。

　筆者のような外部の者からは，老人ホームにはある種の文化が存在するようにみえる。介護スタッフは常に立ち歩いて忙しく，座っているときは何かしら書類業務に従事している。筆者の経験では，日本の介護施設で介護スタッフが入所者の隣に座っているところをあまり見かけない。入所者の隣に座り，おしゃべりをする時間は想定されていないように思える。多忙なのか，座ることを禁止されてでもいるのか，それともそういう文化なのか。理由はともあれ，それによってど

図7-21 入所者みなでお茶を楽しむ

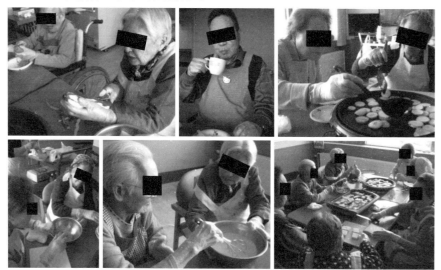

のような状況がもたらされているかということが重要である。介護スタッフが忙しく歩き回る間，入所者は座りっぱなしでテレビの前に取り残されている。入所者同士がおしゃべりをすることもなく，孤独な時間を過ごしている。

　人は，たとえ集団のなかでも孤独を感じる。それがファシリテーターの存在が重要である所以である。

　実習期間中，学生は，1つのグループ内にいる入所者全員がそこに帰属していると感じられるように，その環境をつくりあげることを重視した。入所者一人ひとりが主役を演じられるような瞬間をつくり出すこと（例えば，入所者みなで料理をするような取り組みは楽しいひと時になるだろう）には，たいした費用もかからないはずである。料理でなくとも，昔の思い出話を促すような活動であれば何でもいい。それがファシリテーターとしての重要な役割である。

　入所者みなで手作りの軽食とお茶を楽しむのは何と幸せな時間だろう（図7-21）。フレンチトーストの香ばしい香りを味わいながら焼き上がりを待つ朝は，何と幸福なことか。老人ホームの暮らしのなかに彩りや香りが加わることで，いくらでもその生活の質を高めることはできる。

### 3) 入所者の孤独から目を背けないこと

　老人ホームの入所者がグループ活動で「共にある幸せ」を体感するためには，老人ホームの看護師や介護スタッフの存在が不可欠である。入所者の集団は，たまたま同じ老人ホームに居合わせた，見知らぬ者同士のグループであって，共に暮らすために選び合った友人同士ではない。何もしなければ他人のままであろう。とはいえ，音楽や本，料理，フラワーアレンジメント，思い出話，日本の古くからある文化など，同世代の人たちが共に楽しむことのできるイベントはたくさんある。看護師や介護スタッフは，それを企画さえすればよいのである。

　楽しく過ごすためには何を企画すればよいか。それは入所者自身が最もよく知っている。正直なところ，テレビをただ無為に見ること以外であれば何でもよい。どのようなことをすればみなで楽しめるか，企画の段階から入所者のアイデアを参考にすればよい。それは子どもじみたアクティビティではないはずである。

　介護スタッフや看護師が常に立ち歩いてバイタル測定や記録など実用的な業務に追われ，入所者とともに過ごす時間もない。それは経営者からみれば好ましい従業員なのかもしれない。とはいえ，老人ホームのなかで「一人ひとりの尊厳と幸せに満ちたコミュニティ」づくりをめざすならば，介護スタッフや看護師が少々怠け者にみえることは，むしろ歓迎されねばならない。それが人の暮らしというものではないだろうか。もっとはっきり言わせてもらうなら，入所者の幸せな生活をつくりあげるのに必要なのは，正直なところ，今，懸命に従事しているベッドメイキングや掃除，書類業務ではない。必要なのは，温かく血の通った心である。日本で筆者が出会った介護スタッフや看護師はみな大きな心をもっていた。老人ホームの方針や制度上の規則に従うのはもちろん大切である。ただ，それに縛られるあまり，大切な心を活かす余力まで失ってはいないだろうか。

　さあ，明日から始めてみよう。入所者自身が主役になれるイベントを企画するのは，何も難しいことではない。

### 4) 評価の重要性について

　私たちは自分の看護ケアの結果を常に自己評価することを怠ってはならない。対象者の状況から，実践しているケアの価値や貢献具合，得られた成果を評価する姿勢が重要である。それによって調整の必要性を判断することができる。PTやOTといった専門職が，自ら施行した理学療法や作業療法の成果を日々評価

図 7-22　TUG

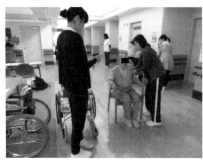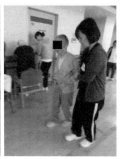

しているのと同様に，私たちも自らのケアの成果や貢献度を評価することで，看護の質をより高めていくことができる。その際，次のような視点で自らの実践を振り返ることが必要である。

- 高齢者のすべての動きをトレーニングの機会に活用することによって成果を出せているか
- 少なくとも機能を維持するような方法で看護ケアを提供しているか
- さらに機能を向上できているか

学生の実習では，実践を評価するためにシンプルな2つのツールを利用した。

(1) 3メートル往復歩行テスト（timed up and go test：TUG）

(2) 立ち上がりテスト

この2つの体力測定のテストを定期的に行うことによって，トレーニングがどれだけ入所者の機能向上に効果があるかを評価することができる。

## (1) 3メートル往復歩行テスト（TUG）

TUG は，移動能力を測定するシンプルなテストである。椅子からの立ち上がりや座る機能だけでなく，歩行についてもアセスメントができる。椅子から立ち上がり，3メートル先の目標まで歩き，振り返ってまた歩いて戻ってきて，再び椅子に座るまでに何秒かかるかを測定する。椅子は安定したものを利用し，歩行には杖や歩行器など必要な補助具を利用する。

図 7-22 に示した写真のように，測定する人はストップウォッチを持って開始の合図を出す。もう一人は，スタートラインに安定した椅子を準備し，そこに対象者が座るのをサポートし，これから行うテストについて説明をする。目標はわかりやすいように，椅子から3メートル離れた場所に赤いビニールテープを

図7-23　立ち上がりテスト

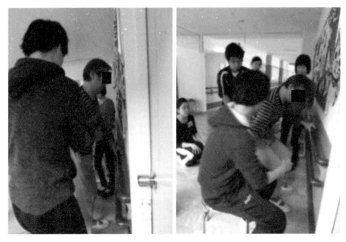

貼っておくとよい。

　測定係が「はじめ」の合図を出し，ストップウォッチをスタートさせる。歩行中は安全のためにそばに寄り添いながら歩く。戻ってきて椅子に座った時点でストップウォッチを止め，秒数を記録する。

　15秒以内であれば移動能力は高く，30秒以上であれば移動能力が低いと評価できる。この秒数が短くなれば，日々のトレーニングでのやる気を保つことにもつながる。

## (2) 立ち上がりテスト

　立ち上がりテストは，日常生活に欠かせない下肢の筋力と耐久力を測るためのテストである。このテストもとてもシンプルで，安定した肘掛けのない椅子とストップウォッチさえあれば実施することができる。テストでは，30秒間で何回椅子から立ち上がれるかを測定する。足がしっかりと地面に接しており，安全に立てるように肩幅くらいに開いていることを確認する。立ち上がる能力が高い人は胸の前で腕を組んでもよいが，テストを実施するうえで必須ではない。そして，30秒間で立ち上がる回数を数える。

　65〜75歳の間であれば，30秒でおよそ11〜12回は立ち上がれるとよい。11回未満の場合には下肢筋力を強化するトレーニングを続ける必要がある。

　図7-23に示した写真は，学生が実習中に入所者の男性と立ち上がりテスト

**図7-24** 手すりを利用したス
クワット

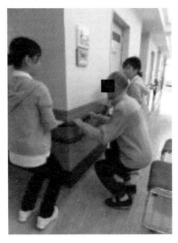

を実践している様子である。この男性の場合，右半身に脳梗塞の後遺症による麻
痺があるため，左手を支えにして立ち上がりのテストを行った。彼の両足は肩幅
に開いている。ある一定期間をあけてからまた同じ方法でテストを実施すること
で，過去の自分の結果と比較することができる。つまり，他者と比較するための
テストではないため，それぞれの機能に応じたやり方で実施して構わない。例え
ば，立ち上がりテストは，正確には胸の前で両腕を組むこととされているが，バ
ランスを保てない人は手すりにつかまって実施してもよい。

　立ち上がりテストで用いられる動作は，スクワットと同じものである。また，
立ち上がりテストは大腿筋テストとも呼ばれる。スクワットも大腿筋を鍛えるた
めに重要なトレーニングである。**図7-24**の写真は，手すりを利用しながらス
クワットを行う様子である。手すりを利用しなくてもスクワットができる高齢者
に対しても安全面を重視して，決して無理はしないことが重要である。

## 10 看護師特有の役割―実習をとおしてみえてきたこと

　看護師の役割は，リハビリテーション看護の視点を用いることでより広く定義

されることになる。歴史的に位置付けられた"医師の補助者"という役割に加えて，看護の対象である人々のために直接的に役割を果たすことが求められるからである。ヴァージニア・ヘンダーソンは，私たちの協働相手でありケアを提供する相手でもある人々が，できるだけ早く自立を回復する方法で看護に従事することを，私たち看護師の責任として定義した（ヴァージニア・ヘンダーソン著，湯槇ます・小玉香津子訳：看護の基本となるもの，日本看護協会出版会，2016）。

　そして実習では，ヘンダーソンのこの偉大な知恵と教訓をトレーニングで実践することを試みた。私たちの提供するベーシックケアの動きをトレーニングとして活用することに加え，対象者の思いに対する共感を重視したのである。その人が望む方法で自ら機能を改善させ，その力を持続することで高齢者の生活に変化がもたらされた。これは「リハビリテーションとは，機能低下がもたらされた，あるいは機能低下のリスクのある個々に対してサポートし，最適な機能を培い，それを維持するための一連の努力」とする WHO の定義にも合致しているといえよう（WHO：障害に関する世界報告書，2011）。

## 1）リハビリテーションとトレーニングは誰の役割か

　ヘンダーソンがもたらした看護の概念は，それ以降，どのように実践に取り入れられているだろうか。そもそも私たち看護師は，自らのケアに批判的になり得ているだろうか。

　実習を通じて，私たちの基本的なケアには改善の余地が十分にあることが示された。車椅子に乗った入所者の多くは，医療機関での長期入院を経てそのまま老人ホームに入所し，その後の生涯を車椅子とともに生活することが当たり前となっている。人生の最終章ではさらに機能が低下し，完全に自由を失っていた。私たちすべての看護師が考えなければならないのは，この事態をどのように予防するかである。医療機関における私たちの看護ケアが患者の将来を左右すること，ひいては老人ホームでの生活などにもつながり得るということを自覚しなければならない。

　看護師は，患者をベッドから引き離し，入院中に自立度を高める責任を他の専門職と共有している。医療機関のリハビリテーションとトレーニングは，OT やPT の独占業務ではない。患者と最も密度の濃い接触をもつ看護師は，病院や老人ホーム，在宅ケアの領域において 24 時間体制でケア全体における第一義的な

責任を負う。したがって，既存の枠組みを超え，対象者一人ひとりに合わせたケアを提供することが重要である。歴史的に，看護師が「医師の助手」とされてきた時代が長かったのは事実である。そして多くの書類業務にも時間を費やしてきた。しかし，リハビリテーション看護の視点からすれば，その役割のみに専念するのはすでに時代遅れである。未来の看護師像を描くためにも，次の点について理解を深めることのできるリハビリテーション看護の学びは重要である。

- 自らの看護師業務をふるいにかけて，患者のベーシックケアを重視する環境を整えること
- 医師の補助者ではなく，患者の補助者であるという視点をもつこと
- できるだけ早期に患者が自立できるように，患者や他職種とともに共同責任を果たすこと

## 2）車椅子は「安全」なのか

今回，学生とのパートナーシップとトレーニングを通じて，多くの老人ホームが「安全」だと勧める車椅子から解放された入所者もいた。繰り返しになるが，車椅子は筆者のいうところの「安全」ではない。夜，床につく時間に加え，日中でもベッドで横になっているのと同じである。車椅子に座りっぱなしや寝たきりの生活は，人々の機能を低下させる。高齢者の看護ケアにおける「安全な」解決策には決してなり得ない。

しかし，高齢者ないしはその家族介護者が，転倒リスクを心配するのは当然のことである。では，どのように安全を確保したらよいだろうか。転ぶ可能性を可能な限りゼロに近づけるために，普段から車椅子に座らせ，ベッドに寝たきりにさせるしか方法はないのだろうか。無視できない問題は，車椅子が負のスパイラルをスタートさせる引き金になり得るということである。身体機能の喪失は，最終的に高齢者が自らの暮らしのコントロールすべてを失う可能性が含まれていることを忘れてはならない。

だからこそ私たちは「安全」の観点からも，この国の高齢者ケア領域で広く普及した車椅子の利用について再考しなければならない。車椅子の利用を最小限にして，身体機能の維持向上を目指したトレーニングを優先させることを学ばなければならない。

学生は実習を通じて，短期間でも入所者の状況を理解し，日常生活をより良く

するトレーニングに不可欠である対等なパートナーシップを確立することができた。それはヘンダーソンの考え方，特に高齢者本人の視点からケア役割を捉える手法を体現したものだともいえよう。そして，高齢者との緊密なパートナーシップは，高齢者の可能性，つまりトレーニングに対する意欲と目標に向かう力の上に構築されたものである。

人生の最期を，（文字通り）終始，老人ホームのなかで過ごすとはどういうことなのか，真剣に考えたことがあるだろうか。日本の高齢者が，自分の人生の最期をどのように描きたいと望んでいるか，すぐにでも確認したほうがよいだろう。

### 3) 高齢者の思いを文脈で理解すること

リハビリテーション看護の老人ホームにおける実習では，どんなに高齢であっても，ケアやトレーニングの仕方によっては移動性を強化する効果を発揮することが示された。それに加えて，学生の自立性を高め，自らの提供したケアのもたらす結果を顧みる力が強化された。

学生時代から自らの意見をしっかりと携え，自分の役割に対して責任をとる心構えをもつことは，将来的に看護師として役割を果たす際に非常に有効である。この点，リハビリテーション看護の実習は，学生の力を強化し，ひいては未来の看護ケアが射程におさめる範囲を拡大するための模範的な環境である。また，実践的なトレーニングを通じて，選択肢の限定された高齢者の暮らしの様子が明らかになることから，看護倫理においても有用な学びの場となる。さらに，実習後の報告会で高齢者の思いや生活について学生同士が議論をすることは非常に貴重な経験となる。

ここで，実習によって学生が得られたものをまとめてみよう。

①疑問をもつこと

老人ホームは心身機能の低下などのために日常生活の大半に介助が必要な高齢者のための場所である。しかしながら，24 時間のケアを必要としない高齢者が入所している現状がある。しかも，セルフケアができる入所者も安全上の理由から車椅子を使用している。こういった事態はなぜ生じるのか。

- 健康を害した高齢者が後にセルフケア能力を回復しようとするとき，何が障害となっているのか
- 高齢者の歩行機能を衰えさせる車椅子の使用をなぜ維持するのか

- 入居者が車椅子を利用していたほうが老人ホームにとって有利に働くのか

②批判的思考を見つけること

　リハビリテーション看護において最も重要な学びは，総合的なケアを実践することである。高齢者はなぜ"特別に美しい郊外にある"，学生のいうところの「お城のような」老人ホームで保護されているのか。壁に閉ざされた空間で，入所者は主体的な生き方を失う。自ら決定を下す権利がなければ，尊厳を維持することはできない。

- 自律性や人生における選択肢はどうすれば取り戻せるか
- 老人ホームは高齢者の願いにどうすれば応えられるか
- 認知機能に支障がない高齢者には鍵を預けて，外の新鮮な空気を楽しむ生活を実現できるのではないか

③不平等なポジションと歪んだパワーバランスに注意すること

　老人ホームという環境には，ある種のパワーバランスが生まれる。残念なことに往々にして，自己決定の権利すらもたない入所者がそのバランスの最下層に位置付けられる。この非対称な関係性は入所者の生活に影を落とす。自身の同意なしに老人ホームに移り住むことが決まっていたと学生に伝えた入所者が多かったのがその証拠である。病院から直接老人ホームへ入所するような大切な意思決定のタイミングで，高齢者本人の思いや願いが十分に反映されていない場合が多い。

　私たち看護師は，自らのケアの対象者について，その声が反映されない，あるいはほとんど耳に入らないような非対称な関係性の犠牲となっていないか注意を払わなければならない。リハビリテーション看護とは，自らのコミュニケーションや看護ケアを用いて，この関係性について常に敏感にアンテナを張ることである。

④多職種間で，分野横断的に，文脈で考える

　単調な日々の繰り返しの老人ホームでの生活が10年も続くということはどういうことだろうか。なぜそのような事態が起こったのか。リハビリテーション看護では，患者のために「なぜ」と問い続けることが大切である。なぜ長期にわたり老人ホームで生き続けなければならないのか，その理由を問わなければならない。

- 入院中のリハビリテーションや多職種連携が功を奏しなかったのか
- 患者が車椅子ではなく杖で歩いて退院することができるように，24時間体制の看護師はなぜ貢献できなかったのか

⑤看護師としての責任を果たすためのスタートを切るのに"遅すぎ"はない

学生の実習の成果は，看護ケアとベーシックトレーニングによって現場に変化をもたらすことができることを証明した。つまり看護師は，リハビリテーションによって違いを生み出すことができる。それにもかかわらず日本では，リハビリテーションに対する看護師の役割がとても小さくみえる。しかしながら，PT やOT といった専門職のみにリハビリテーションを任せるというのは，彼らに対する過剰な要求ではないだろうか。PT や OT によるトレーニング時間は限られている。したがって，多職種連携は必須である。リハビリテーション看護の思考に基づくケアや計画，つまり 24 時間 365 日にわたって「基本的なケアのあらゆる動きを訓練の機会に活用すること」が必要とされる。

病棟看護師は 24 時間体制で医師をサポートしてきた。今はその時間を，患者のケアとトレーニングに優先して費やすように調整することが必要である。自らのケアの結果に着目し，その効果を引き上げることを目標としながら，患者と高齢者を第一に考える看護ケアを提供できるようにならなければならない。リハビリテーション看護の視点を通じて，将来の看護の役割や新たな看護師像を築くのである。

⑥その人の能力を見出す

リハビリテーション看護の最も重要な学びの一つは，看護師の焦点を「障害」からその人の「能力」に移すことである。

どうすれば身体機能を向上させられるか。例えば，人が自分で飲んだり食べたり，着替えたり，椅子から立ち上がり，スムーズに歩いて安全にトイレを利用できたりするには，どのようなサポートが必要なのか。リハビリテーション看護は，少なくとも高齢者や将来私たちが出会うだろう患者について，彼らの機能を維持するより良いトレーニング方法を学ぶものである。リハビリテーション看護のふるいをとおして，すべての患者の能力を見つけ出す方法を探究するのである。

## 11 まとめ

老人ホームは，リハビリテーション看護の知識を深めることができる素晴らしい実習先であり，学びの場である。看護学生は，そこで未知の世界や因果律に遭遇し，重要な学びを得る。高齢者の生活や暮らしの質を維持するうえでの限界な

どの現実を見聞きすることで，この社会の構造自体を不思議に思い，関心を抱き，そして高齢者ケアや医療の領域全体について自ら探究していくことの必要性に気づくであろう。そしてこれは，すでに働いている看護師にも同様である。

　学生の実習では，老人ホームでの生活をしなくとも済んだ可能性のある高齢者の存在が明らかになった。もし自分で選択することができたのなら，別の人生を選んでいたかもしれない人が老人ホームに入所していた。

　リハビリテーション看護とは，人が健康を多少患ったとしても，その後にまた自ら立ち直るためのケアを提供し，患者とともにトレーニングするのが看護師の責任であると強調するものである。それにより高齢者は，自らの選択による生活を続けることができる。

　リハビリテーションの責任はすべての職種に帰属する。すべての専門職の連携が求められる。そしてさらに加えるなら，前述したとおりリハビリテーションには，これまで顕在化されてこなかった看護師の果たす役割が重要である。

　リハビリテーション看護は，看護教育のなかでも新しい領域の一つである。看護専門職としてのアイデンティティを高めること，そして将来的に看護師の担う役割を拡大することに貢献できる領域である。しかしながら，リハビリテーション看護の教育自体が理学療法や作業療法など他の専門職に託された場合には，この効果は発揮されない。リハビリテーション看護とは，看護師が単にリハビリテーションについて学ぶというものにとどまらない。あらゆる場面で24時間，常にリハビリテーションという視点をとおした考え方を実践する「リハビリテーション看護師」となるための学びでなくてはならない。病院部門や訪問看護のみならず，高齢者介護の通所や入所といった領域の差に関係なく，総合的な視点をもちながら看護師としての役割の意味を考え，いかにケアを実践するかを学ぶものでなければならない。

　リハビリテーション看護は，今後の日本の看護教育と看護ケアを支える重要な基礎となるだろう。私たち看護師には，このリハビリテーション看護がいかに重要であるかを説く責任がある。例えば，学生がリハビリテーション看護を卒業論文のテーマに執筆する意欲をもたせることもできるかもしれない。同様に，看護倫理や基礎看護などの領域と緊密に連携しながら，看護の思考やトレーニングの重要性を強調し，看護教育全体の結束を高めることもできるだろう。

　日本の高齢者や私たちの目の前の患者は，今，まさに，看護師がこの課題にど

のように立ち向かうのか注目している。

# 学びの POINT

## 1. あなたの意見は？

- 安全性を再定義するとはどのような意味でしょうか？
- 本人の意思が反映されずに利用され続ける車椅子をどのように思いますか？

## 2. あなたに何ができるだろうか？

- 学生が入所者と築いた関係性を思い返してみましょう。
  - 何を学びましたか？
  - この学びをどのように活かすことができそうですか？
  - 安全性や自立といった内容のなかに，あなたの近しい人に活用できそうな知識はありましたか？

## 3. 看護倫理の視点から考えてみよう

- 非対称の関係性とはどのような意味でしょうか？
  - どういったところで見受けられるでしょうか？
  - どうしたら解消できるでしょうか？
- 高齢者の意見を文脈で考えるということはどういうことでしょうか？

第8章　衰弱の連鎖を断ち切るために

# はじめに

　学生の実習期間中には，人生に長く印象に残り続ける先輩看護師に出会う機会があるものだ。筆者が講義を務めたリハビリテーション看護の学生も，そのような看護師に出会うことができた。デイサービスセンターのスタッフである彼は，前例のないことにも取り組む先見の明に富んだ看護師だった。高齢者が運動不足になると，行動範囲が狭くなって家に引きこもりがちになり，そして社会的孤立につながる。彼はそのリスクを，デイサービスに通う利用者に説明しながら，毎朝，事業所でトレーニングを実施していた。

　これは，まさに「衰弱の連鎖」というものである。衰弱の連鎖は，高齢者の疲労感や倦怠感によってスタートする。身体を動かすことがおっくうになるため活動量が減り，身体機能が減少する。そのため，歩行やバランスを保持する機能も減少する。そしてより一層，安楽にしていたいという欲求が生まれる。そうなればますます，活動量や身体機能は減少する。この時点で，「安全のために」と車椅子の利用を家族が勧めることもある。最終的にこの負の連鎖は，引きこもりの生活につながり得る。悪ければ寝たきりにまでなるだろう。これは，安全を求めた結果としてもたらされる寝たきりである。

　それでは，この負の連鎖はどのようにしたら断つことができるのか。

　リハビリテーション看護では，看護師は高齢者が自らの足で活動的に暮らし続けられるようにサポートする方法を学び，実践する。つまり，その人の将来を見越した看護を提供することのできる看護師になることをめざす。そのサポートには図8-1にある「衰弱の連鎖」の流れを考慮してかかわることが有効だろう。もう少しわかりやすい言葉にすると，「使わないものは，そのうちなくなる」ということであり，高齢者にその事実を伝えることが大切である。

　デイサービスセンターは，高齢者の健康的かつ活動的な暮らしおよびトレーニングに関する学びをスタートさせるには最適な場所である。したがってこの章では，デイサービスセンターの利用者に対するリハビリテーション看護について学生が実施した実習とともに取り上げる。

　実習先となったデイサービスセンターは，高齢の利用者が自らの足で立ち続けることを目標として，毎日トレーニングを行う素晴らしい事業所だった。学生が利用者との関係性を築き，高齢になってもなお自宅で生活し続ける意義について考えるための場を提供してくれた。

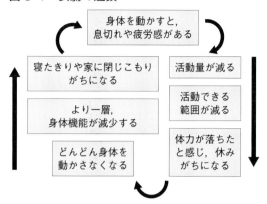

図8-1　衰弱の連鎖

身体を動かすと，息切れや疲労感がある

活動量が減る

活動できる範囲が減る

体力が落ちたと感じ，休みがちになる

どんどん身体を動かさなくなる

より一層，身体機能が減少する

寝たきりや家に閉じこもりがちになる

## 1　良好な関係性―最も基本的かつ必須のケアの前提条件

　学生は，実習中に出会う高齢者とより良く対話する方法について頭を悩ませるものである。普段は多くの時間を同世代と過ごす学生にとって，年齢の離れた高齢者と会話をする機会はそう多くない。しかしながら，高齢者と対話する時間をもつことで，高齢になるということの本質を理解できるようになる。看護師は，高齢者が口にする言葉をただ単純に聞くだけでは足りない。その言葉の背景に思いを馳せ，本人が暗に伝えようとしている，直接的には言葉にしづらいことまでを理解するように努めなければならない。そのため，高齢者の生活状況をより深く把握するためにも，良好な関係性を構築することをリハビリテーション看護は重視する。そこでデイサービスセンターでの実習でも，学生と利用者という世代のギャップを越えた，良好な関係性を構築するための対話を実践することを目標とした（**表8-1**）。

　リハビリテーション看護では，まず看護師が対象者と対等な関係にあることを示すことを重視する。自分と相手の地位や立場に違いがないことを積極的に示すのである。したがって学生も，初めて顔を合わせる人と絆を築くべく，信頼を得るためのトレーニングを実習で行う。以下では，学生が高齢の利用者と素晴らしい関係性を築くことに成功した事例を，写真とともに紹介していこう。

　まず，高齢者と対話をする際には，**図8-2**のような基本姿勢をとることが大

表8-1 デイサービスセンターでの実習の目標

目標：高齢者とともに対話すること（高齢者に一方的に話しかけるのではなく）

- 積極的な姿勢で話を聞くこと。高齢者の言葉の裏側にある思いも理解するように努めること
- ボディーランゲージ（身体の動き）や表情にも細かく注意を払うこと
- 自分も高齢になったつもりで話し手の世界を感じ取ること（外からの観察者とならないように）
- 高齢者から発せられた言葉を本人とともに理解すること（一方的な理解とならないように）
- 自分の感情はコントロールし，中立な立場にいるように努めること
- 対象者に話をしてもらうように促すこと（遮ることなく）
- 投げかけた質問の回答について考えてもらう時間を十分にとること

図8-2 高齢者との対話の姿勢の基本

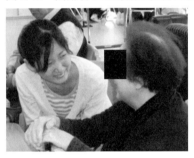

対話の姿勢
- 同じ目の高さを保つために同じ椅子に着席する。これにより，アイコンタクトもとりやすくなる
- 自分から自己紹介をする
- 大きな文字の名札をつける。これにより，相手が名前を記憶する必要がなくなる
- 大きな声ではっきりと話す
- 明るく陽気な雰囲気の空間をつくりだす

切である。

そして，高齢者との対話を通じて，学生は次のことを理解するように努める必要がある。

- デイサービスセンターに通所する高齢者の自宅での生活について
- 幸せに思うことや心配事について
- 実習生に期待していること
- 健康に長生きする方法や体操について学びたいと考えているか否か

学生と高齢者が初めて顔を合わせる際，話題は主に対象者のライフストーリーに焦点をあてるとよい。人生に蓄積されてきた出来事はすべて，ライフストーリーである。ライフストーリーは一人ひとり異なる。これから看護を提供する学生にとって，対象となる高齢者の生活環境を学ぶためにも，ライフストーリーを聞くことはとても有用であり，必須である。

人生は，小さな，そしてたくさんのストーリーの組み合わせでできている。それは生まれたところから始まる膨大なストーリーである。ライフストーリーを語るときには，その人がどのストーリーを取り上げるかに注目する。それによって，その人が人生のなかで大切にしているものを理解することができる。

ライフストーリーを聞くときには，たくさんの時間をかけることが大切であり，それぞれの方法で語ってもらうことが重要である。より良い関係を築くには，**図8-3** のような対話の姿勢も有用である。また，難聴の人と対話するときには，**図8-4** のような姿勢をとるとよい場合もある。

対象者にライフストーリーの語りを促すには，こちらから問いを投げかけることも有効である。対象者がこれまでどのような人生を歩んできたか，あるいは現時点で持ち合わせている力について，質問をすることでプラスアルファの情報を得ることができる。

「誰が，いつ，どこで，なぜ，何を」は，情報を集めるための基本的な質問形式である。「はい」か「いいえ」を求める問いは，時に答えるのが難しい場合がある。

- デイサービスセンターに通い始める前は，どのような生活をしていましたか？
- デイサービスセンターに通うことを，いつ決めましたか？
- なぜ，デイサービスセンターに通うことにしたのですか？　何がきっかけですか？

**図 8-3　高齢者の視線の下に入る**

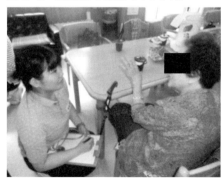

対話の姿勢
学生は膝をついて高齢者の話を聞いている。立ったまま，高齢者を見下ろすのではなく，本人の視線の下に入る。つまり，自分の話を遮ることなく聞いてもらえる，自分は重要な存在なのだという感覚をもってもらうこと。それを姿勢で示すことも重要である。

## 図8-4　難聴の人と対話するときの姿勢

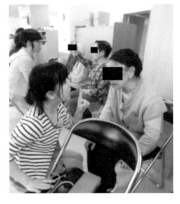

対話の姿勢
難聴のある高齢者に大きな声ではっきりと伝えようとしている。耳が聞こえづらくても口の動きを見てもらうことで，伝えたいことを読み取ってもらうこともできる。見下ろすのではなく，膝をつき，あるいは隣の椅子に腰掛けること。看護師が立ちっぱなしだったとしたら，次にすぐにでもやらなければならない仕事があるのではないかと，せわしない雰囲気を相手に伝えてしまう。

- いつもあなたを支えてくれる人は誰ですか？
- どんなことをしているときが楽しいですか？
- どんな夢をおもちですか？
- もし人生をやり直せるとしたら，どのように変えたいですか？
- 毎日はどのように過ごしていますか？
- デイサービスセンターでは運動に参加していますか？
- 身体に痛みがあるところはありますか？　それによって身体を動かしづらいということもありますか？
- 今の暮らしに満足していますか？
- 身体が衰えることでできなくなったことはありますか？
- 身体をどのように維持していますか？
- デイサービスセンターのほかに，ご自宅などでも運動はしていますか？
- 車椅子を利用していますか？　なぜ必要となったのですか？
- 何か心配事はありますか？
- あなたを幸せにしてくれるものは何ですか？

　学生は対話を通じて，高齢者のこれまでの人生と，デイサービスセンターに通う現在の生活について学ぶ。つまり，身体機能の状況に加えて，自宅での生活に関する幸せや心配事について学ぶことになる。そのなかで，高齢者が日々こなすことが難しくなる日常生活の項目について注目する。そして，トレーニングや知

識で維持・増強できる身体機能がないか評価する。加えて自宅生活を継続するために，どの機能を維持していきたいと本人が考えているか，という点も重要である。こういった点をふまえて，看護師はセルフケア能力を高めることに注力することになる。

## 3 セルフケアについて

健康な人であれば，幼少期から自分で自分のことはできるようにと育てられる。子どもは自分で清潔を保ち，尿意や便意を我慢できるようになって一人でトイレに行けるようになり，風呂に入り，着替えをし，寝床から起き上がり，階段を上り下りすることを，成長の過程で身につけるものである。まさにこれがセルフケアである。したがって高齢になっても，人々は日常の暮らしを維持するために，セルフケアを続けたいと望み，それが難しくなりそうであれば維持したいと考えるものである。

ドロセア・E・オレムはセルフケアを，生活を営み，生き抜く際に必要な人間の能力であると定義した。著書『看護論―看護実践における基本概念』では，「セルフケアとは，個人が生命，健康，および安寧を維持するために自分自身で開始し，遂行する諸活動の実践である」[*1]と述べている。人がセルフケアを続けることができなくなったときは，医療専門職はセルフケアを必要に応じて支援し，教育し，ガイドし，実践しなければならないとする。

したがって，セルフケア能力が限定され，ほとんど有さない人はもちろんのこと，患者やケアを必要とする人のセルフケア能力を支援し，強化するのは，看護師の役割である。リハビリテーション看護では，その責任について学び，実習の舞台となったデイサービスセンターのように確立された現場で実践することが重要である。

高齢者との対話のなかでライフステージについて聞くことで，学生は高齢者の日常生活の困難についても知識を得る。特にセルフケア能力を維持して高めなけ

---

*1 ドロセア・E・オレム，小野寺杜紀訳：オレム看護論―看護実践における基本概念，第4版，p42，医学書院，2005.

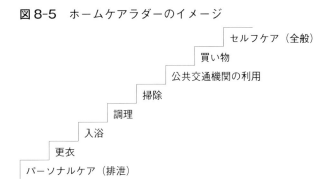

図8-5　ホームケアラダーのイメージ

セルフケア（全般）

買い物

公共交通機関の利用

掃除

調理

入浴

更衣

パーソナルケア（排泄）

ればならない慢性疾患の高齢者は，日々の生活に困難を抱えている可能性が高い。

　セルフケアの能力について高齢者に確認するときには，**図8-5**にあるようなホームケアラダーのイメージをもつことが有効である。このラダーはセルフケアのそれぞれの難易度をイメージして示しており，清潔保持から買い物や掃除といった完全に自立した状態までをレベルで示すものである。

　ホームケアラダーのイメージは，基本的日常生活動作（basic activity of daily living：BADL）と手段的日常生活動作（instrumental activity of daily living：IADL）との双方を基盤としている。IADLとは，より複雑な活動，例えば調理や洗濯，電話をかける，買い物，掃除，服薬や家計の管理のことを指す。

　デイサービスセンターに通う利用者の身体機能はさまざまに異なる。そのため，まずはBADLから注目することが重要である。BADLとは，食事，ベッドからの移乗，清潔保持，トイレ，入浴，歩行，階段の昇降，更衣，そして排泄コントロール等が含まれる。

　在宅ケアの支援を受けていない一人暮らしの高齢者は特に，IADLとBADLの双方の機能を維持し，トレーニングし続ける必要がある。家族と同居している高齢者は，IADLのみならず，入浴といった若干複雑なBADLにも家族のサポートを受けながらこなしていることが多い。

　学生は，利用者のライフストーリーを聞きながら，向上させることが必要と思われる，ないしは向上させることができそうなセルフケア能力の有無を評価する。その際には，セルフケア能力を**図8-6**のように3つのグループに分類すると理解しやすいだろう。

**図 8-6　セルフケア能力の分類**

| 基本的な<br>セルフケア能力 | 中間的な<br>セルフケア能力 | 複雑な<br>セルフケア能力 |
|---|---|---|
| ベッドからの起き上がり<br>トイレと入浴<br>食事<br>更衣<br>コミュニケーション | 料理<br>掃除<br>洗濯<br>庭仕事 | 買い物，金銭の管理<br>外出（ランチや映画の観賞等）<br>友人や家族に会う<br>趣味の時間を確保する<br>体操やスポーツ |

　実習中，デイサービスセンターの利用者との対話をとおして，学生は個々の高齢者の生活について理解を深めることができた。多くの高齢者は，自身のセルフケア能力をすべて使いこなすことなく過ごしていた。なぜ使わない機能があるのか。使わない理由はそれぞれ異なるとしても，伝えなければならないメッセージは同じである。「使わないものは，なくなってしまう！」のである。学生は高齢者に，日常的にBADLとIADLをこなすことで関節の可動域を保ち，敏捷性を保ち続けることが重要であり，それが転倒を防ぐことにもつながると伝えた。

　そして実習中，学生は利用者の希望やセルフケア能力に合わせ，一人ずつに調整したプログラムを構成し，トレーニングプログラムを提供させてもらった。このトレーニングは，一人暮らしの高齢者グループにとって特に重要である。一人暮らしで，かつ在宅ケアサービスを利用していない高齢者は，BADLとIADLのすべてを自ら一人でこなす必要がある。したがって，学生はこのグループに属する高齢者に対して，自宅でもできるセルフケアトレーニングのプログラムを考案した。

## 4　血圧測定―トレーニングを実施する前に

　まず，トレーニングの前には必ず血圧を測定することを忘れてはならない。学生にとっても，高齢者の血圧を計測するのは大きなチャレンジだ。デイサービスセンターで行うリハビリテーション看護の実習では，通所している利用者に協力をいただき，血圧測定も行った（**図8-7**）。

**図8-7　トレーニング前の血圧測定**

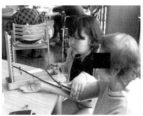
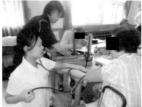
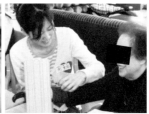
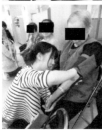
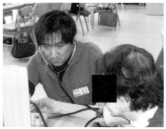

デイサービスセンターの限られたスペースで，利用者とコミュニケーションをとりながら血圧測定を実施する。多くの利用者は，学生が血圧測定を経験する貴重な機会として，好意的に協力してくれた。

　血圧の測定が終われば，看護学生はいよいよチームで行うグループトレーニングに取りかかる。そのトレーニングこそ，活動的な生活を継続可能とさせる重要なものとなる。利用者個々の幸せや不安などを把握し，日常生活の課題や状況を考えるきっかけともなる。そしてそれは，例えば，一人暮らしを続けるのか，施設に入所するのか，家族と同居するのかなどを選択する際の状況を理解することにもつながる。

# 5　デイサービスセンターでのトレーニング

　利用者との会話をとおして，利用者が現在の暮らしを続けるためにも身体を維持したいと願っていることを把握したら，今度は，トレーニングをすることでそれを叶えることができるということを伝える。先の「ホームケアラダーのイメージ」や「セルフケア能力の分類」は，日常生活のなかで大なり小なりの難しさを感じている事柄を整理する際に役立てることもできる。

**図8-8 椅子トレーニング参加者と実習生**

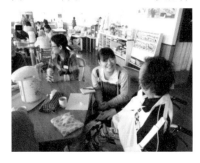

車椅子を利用する高齢者は身体機能を減少させやすい。そのような状況下でどのように立位を保つ機能を維持することができるか。

立位を保つということはつまり、自分の足で立つということだ。今から安全に一人で歩くことができるようになるのはさすがに難しいかもしれない。とはいえ、自分の足で「立つ」ことができるようになるだけでも大きな向上である。車椅子から椅子や便座に自分で座り替える自由を確保できる。このようにトレーニングで立位を保つ機能を維持することがいかに重要であるか、「なぜ重要なのか」を利用者に伝えることを重視しなければならない。

実習先のセンターに通う利用者は、スタッフの看護師とともに毎日、グループトレーニングのプログラムを実践していた。実習では、それに加えてさらにトレーニングに取り組むことへのモチベーションを生むことに注力した。そこで、トレーニングを実施するうえでまず高齢者を、それぞれの身体機能に応じて次の3グループに分割した。

- 椅子トレーニンググループ
- バートレーニンググループ
- 個別目標トレーニンググループ（一人暮らし利用者グループ）

## 1）椅子トレーニンググループ

椅子トレーニンググループの利用者は、車椅子の利用を必要とするような比較的身体機能の低い層である（**図8-8**）。このグループの利用者には、「決してあきらめない」という気持ちを芽生えさせることが重要である。車椅子利用者のなかには、安全のために車椅子を利用しているという者もいるだろう。家族にそう勧められている場合もあるかもしれない。残念ながら、車椅子を利用すればするほど、その人の身体機能は低下していく。とはいえ、車椅子を利用していたとしても、トレーニングを始めるのに遅すぎるということはない。トイレに一人で行くこともできるようになり得る。つまり、車椅子を利用している高齢者であったとしても、何かしらの機能の向上をめざし、トレーニングを続けることが重要だ

図8-9　椅子に座ったまま行うトレーニング

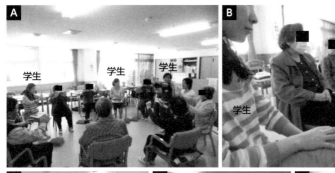
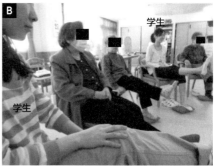
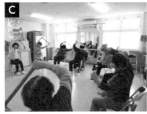
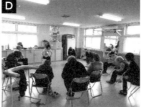
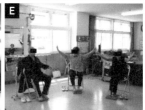

A：腕のトレーニングをしている
B：椅子に座りながら片足を上げて膝を伸ばし，足首の運動をしている
C：座りながら脇腹を伸ばすストレッチ
D，E：座りながら前後屈を行う


ということだ。それによって，家に閉じこもりがちな生活を防ぐことができる。
　では，どのようにしたら椅子に座りながら，トレーニングすることができるだ
ろうか。

## （1）椅子に座ったまま行うトレーニング

　床に立って行うトレーニングと，椅子に座ったまま行うトレーニング（**図8-9**）
には多くの共通点がある。座りながら行う運動の例は，次のとおり豊富にある。

- 膝上げ運動（背もたれのある椅子に座りながら）

  片足の膝を上げる。可能であれば，足を伸ばしたり曲げたりする。膝を曲げ
  てゆっくりおろし，もう片方の足で同じ動作を行う。これを3〜5回繰り返
  す。休憩をとりながら，同じセットを再度繰り返す。

- 腕の運動（手すりのある椅子に座りながら）

  両方の手すりを両手でつかむ。両腕で体重を支えながら腰を浮かし，また座

る。この動作を 3〜5 回繰り返す。休憩をとりながら同じセットを再度繰り返す。

- 腕のストレッチ運動（椅子に座りながら）

両腕を地面と平行になるように左右に広げて伸ばす。その姿勢から両腕を頭の上まで持ち上げる。またゆっくりと戻す。それを繰り返す。可能であれば，水の入ったペットボトルを両手に持って行う。

- 上腕の運動（椅子に座りながら）

この運動の間，肘は必ず脇腹に付けたまま行う。自分の手が肩に届くまで肘を折り曲げる。その後ゆっくりと下げる。水の入った小さなペットボトルを両手に持って行うと負荷がかかるため，より効果的である。この動作を両腕で 3〜5 回繰り返す。休憩をとりながら，同じセットを再度繰り返す。

- 足踏み運動（椅子に座りながら）

座りながら両膝を交互に上げる。その場で足踏みをするように 1〜3 分継続する。この動作を 3〜5 回繰り返す。休憩をとりながら，同じセットを再度繰り返す。

- 柔軟運動（椅子に座りながら）

上半身を前に倒す。靴紐を結ぶときのように片方の足先に両手を近づける。ゆっくりと上半身を元の位置に戻す。もう片方の足にも同じように行う。この動作を 3〜5 回繰り返す。休憩をとりながら，同じセットを再度繰り返す。

- 脚の運動（椅子に座りながら）

片方の足を持ち上げ，逆の足の太腿の上に乗せる。上に乗せた足をできる限り半身のほうに近づける。できたら足首をまわす。逆の足でも同じことを行う。この動作を 3〜5 回繰り返す。休憩をとりながら，同じセットを再度繰り返す。

　車椅子を利用している高齢者でも，立位を保つことができればスクワットの体操を安全に実施することはできる。毎日スクワットを行っていれば，筋力の減少を予防し，強化できるかもしれない。

　また，運動を始める前に重要なのは，手すり付きの安定した椅子に座ることである。それによって動きがより自由になる。車椅子に座りながらでは身体を適切に動かすことができない。車椅子からトレーニング用の椅子に座り替える動作でさえも，トレーニングの機会として活用することができるだろう。まさに，ト

レーニングにならない動作はないのである。

　自宅やデイサービスセンターには高価なトレーニング機器は必要ない。ゴムチューブや水の入った小さなペットボトルなどがあれば，腕の訓練には十分だ。

　なかには，運動に関心をもたない人もいるかもしれない。特に車椅子を利用している場合はそうだろう。しかしながら，誰しもが家族に完全に頼って生きたいとは思わないのではないだろうか。だからこそ，どんな状態であれ，少しでも自立できるようにトレーニングを促す。トレーニングをするのに遅すぎるということはないと伝える必要がある。

　看護師の側からすれば，その高齢者がどれだけ機能を向上させることができるか，その可能性をアセスメントする役割を果たさなければならない。使われていない機能の有無を確認し，もしあるのであればその機能を目覚めさせるトレーニングを考え，実施することが必要になる。

　車椅子を利用している高齢者が，すぐに立って歩けるようになることはないだろう。そこまでではないにしろ，小さな機能の改善があれば，それだけで幸せになるものもある。例えば，立位を保つ機能はどうだろう。腕の力を強くするトレーニングも選択肢に入るかもしれない。腕の力に加えて立位が保てれば，何かしらの動作で自立への可能性が広がる。車椅子から椅子に座り替えができるようになり，トイレの移乗なども補助具を用いることで可能になるかもしれない。そういった事柄が目標にもなり得るだろう。

## (2)　滞在時間すべてをトレーニングの機会として活用する

　そして忘れてはならないのが，デイサービスセンターに滞在している時間すべてを個々の機能のレベルに応じてトレーニングの機会として活用することだ。

　なぜトレーニングがそこまで重要なのだろうか。高齢になると，どうしても立ち歩くことがおっくうになり安楽な生活を求めてしまいがちである。座ってさえいれば，転ぶというリスクから遠ざかることができるからだ。家族の願いなのかもしれない。とはいえ，身体機能の観点から考えるとどうだろうか。家族と同居していれば，家族が家事全般を担い，身の回りの世話もしてくれる。デイサービスセンターに通うときも迎えの車が家の前まで来てくれる。事業所に着いてからも，建物のなかでは帰宅時間までほとんど座りっぱなし。そして，家に帰ればまた家族が身の回りの世話をしてくれる。

　この生活に変化をもたらすには，デイサービスセンターに滞在している時間を

**図8-10　テーブルを使ったスクワット**

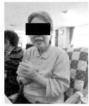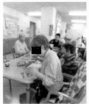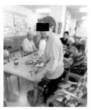

変化させるしかない。事業所では椅子から立ち上がり，身体を動かすように努める。身体を動かさないことを正当化する言い訳は存在しない。事業所が狭いからといって身体を動かさない理由にはならない。事業所の場所が限られている場合は，限られた空間でできるトレーニングを考えればよいだけだ。例えば，**図8-10**の写真のように，テーブルを使ってスクワットをすることもできるだろう。

　デイサービスセンターの利用者には，滞在している間，1時間ごとに数回ずつスクワットをすることを強く勧めたい。**図8-10**の写真では椅子やテーブルを支えにせず手放しで行っているが，必要に応じて支えを利用してスクワットを実施すると安全に行うことができる。

　また，事業所での時間をすべてトレーニングに活用するくらいの発想の転換があればよい。トレーニングのための特別な場所は必要ない。

- 普段からトイレの行き来を歩行トレーニングとして活用すれば，一人でトイレに行くという目標のための素晴らしいトレーニングになる
- 療養スペースは，椅子からベッドへ移乗するトレーニングの場所となる
- 外に出れば歩行トレーニングの場所はたくさん広がっている
- 送迎車両で自然豊かな散歩スポットまで移動することもできる。商店街に行けば，買い物のトレーニングにもなる
- 昼食の時間も，利用者と一緒に調理すれば楽しい時間になり得る

事業所にある資源をすべて，利用者のトレーニングに活用する。車椅子の利用者も，セルフケア能力を可能な限り維持することが重要である。そうでなければ，家に引きこもり，あっという間に寝たきりの状態になってしまいかねない。したがって，事業所のスタッフにとって最も重要な責任は，どんな利用者もすべて車椅子から降りてもらい，トレーニングをするように促すことである。これは

**図 8-11　平行棒を使ったスクワット**

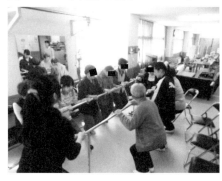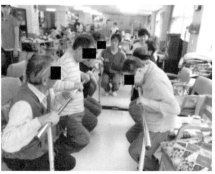

事業所に勤務するスタッフ全員に課されている責任である。

## 2) バートレーニンググループ─より負荷のかかるトレーニング

　デイサービスセンターで，高価なトレーニングマシーンを調達する必要はない。とはいえ，訓練用の平行棒があると重宝するだろう。平行棒を用いたバートレーニングは，家族と同居生活を送る身体機能が衰えがちな高齢者に向いている。

### (1) スクワット

　実習先のデイサービスセンターでもすでにバートレーニングが取り入れられていたが，実習の際にはより負荷のかかるトレーニングメニューにチャレンジすることで，転びにくい身体をつくることを目標とした。

　平行棒があれば，さまざまなトレーニングを実施することができる。転倒リスクの軽減にも役立つ。椅子からの立ち上がりや座る動作を難しく感じる高齢者も多いが，この動作は，トイレの便座から立ち上がるときのように，日常生活には欠かせないものである。この動作を安全にこなすためには，足の筋力とバランスを保つ機能の双方が必要になる。したがって，それを維持向上させることを期待できるスクワットのトレーニング（**図 8-11**）は，最も重要なメニューとなる。

　スクワットは基本的なトレーニングの一つであり，すべての高齢者がその機能に応じて毎日行うべきものである。大殿筋，大腿筋，腹筋，背筋のすべてを効果的に鍛えることができる。同時に，身体を安定させて自由に動かす能力と敏捷性を高めることもできる。この効果的なスクワットを，デイサービスセンターに来ない日も含めて毎日続けることが重要であると，利用者に伝えることが大切である。

**図8-12　椅子も準備しておく**

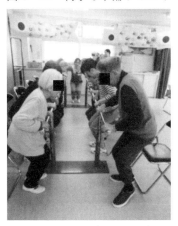

**図8-13　酸素療法中の高齢者も参加できる**

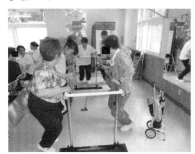

平行棒の端に学生が位置してガイドする。人によっては後ろに椅子を用意して，すぐ休めるようにしておく。

　スクワットは，椅子に座るくらいまでかがむことができたら完璧である。まずは肩幅に両足を開いて立つ。腰とお尻を後ろにゆっくり突き出すようにして可能な限りかがむ。背中は真っ直ぐに保つように心がける。かかとに体重をかけて足を浮かさないようにして立ち上がる。これを5回繰り返す。その後，休憩をとり，また5回繰り返す。人によっては後ろに椅子を用意して，すぐ休めるようにしてくことも重要である（**図8-12**）。

　**図8-13**の写真のように，酸素療法中の高齢者にも一緒にトレーニングするように動機づけることが重要である。皆が同じペースでなくともよい。個々の身体機能に応じたタイミングで行うように心がけることも必要である。このトレーニングは，平行棒がなくてもテーブルや椅子を用いて行うことができる。

## (2) バランスをとるトレーニング

　**図8-14**の写真は，平行棒の支えを用いながら「ウォーキングランジ」のトレーニングをしている様子である。かなり負荷のかかるトレーニングではあるが，身体機能の高い高齢者が，より一層身体を鍛えてバランスを高めるためには効果的である。この写真のように，学生と一緒にトレーニングする時間は利用者にとって楽しく幸せな時間ともなり得る。

図 8-14　ウォーキングランジ

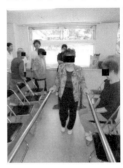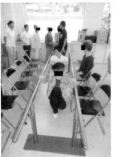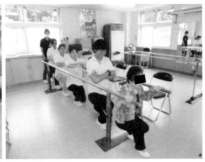

図 8-15　バランストレーニング

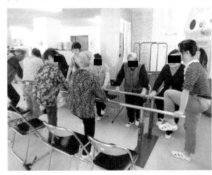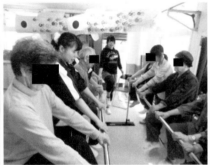

　バランスのトレーニングもすべての高齢者にとって必要である。最も重要でシンプルなバランストレーニングは，交互に片足立ちをすることだ（**図 8-15**）。また，もう一つは足踏みの運動である。可能な限り足を上げることが重要な要素となる。

　バランストレーニングとスクワットは，共に転倒のリスクを軽減するのに役立つ。高齢になればバランスを崩しやすくなるものであるが，特に次のようなトレーニングを毎日続けることで，立位バランスを保つ機能が向上する。

- 片足立をできるだけ長く続ける（支えがあってもよい）
- 片足立をしながらゆっくり顔を右に回す。正面に戻し，次に左へと回し，また正面に戻す
- 爪先立ちをして，その後にかかとで立つ

**図8-16　敏捷性の向上をめざしたトレーニング**

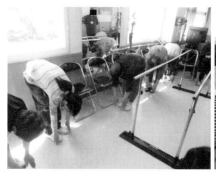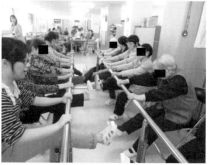

注意：過度にプレッシャーを与えず，休み休み行うこと！

## (3) 敏捷性を維持するトレーニング

　もしつまずいたとしても，身体がうまく反応できれば転ばなくて済む。だからこそ，身体の敏捷性を維持することも重要になる。そのためのトレーニングも，デイサービスセンターや自宅で行うことができる（**図8-16**）。

　まず前屈をする（膝を曲げずに両手を両足の爪先に近づける）。その後，上半身を起こし，腕を伸ばして手の先をできるだけ高く引き上げる。また，脚の筋力トレーニングを実施するのも敏捷性を向上させるには重要である。こういったトレーニングを頻回に実施することで脚力がつき，立位バランスを保つことができるようになり，転倒リスクも軽減する。したがって，1日5〜10回，可能であれば午前と午後1回ずつ行うことが推奨される。

## (4) トレーニングは高齢者の暮らしの質にも影響を与える

　個々の高齢者がどのように年齢を感じるかは，人それぞれである。しかし，50歳を前にしてすでに筋力や筋肉量の低下が始まるという事実は変えられない。筋肉量が低下すれば筋力が低下し，毎日の生活に深刻な影響を与える。デイサービスセンターは，そのような高齢者が活動的でより良い生活を送り続けるために，重要な存在となり得る。それはもちろん，安楽な時間を提供する座りっぱなしのセンターではなく，トレーニングを重視するセンターの場合である。

　高齢者を転倒のリスクから守るために，「安全」という名の下で大切に包み込むのではなく，高齢者自らの幸せのために必要な情報や知識を提供する機会を設けなければならない（**図8-17**）。高齢者は，転倒を防ぐためにも，身体能力を

図8-17　トレーニングの合間に大切な情報を伝えることもできる

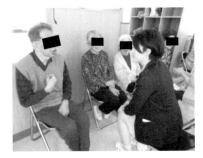

たとえわずかな時間でも，トレーニングを一切しないよりはしたほうがよい。トレーニングをすればするほど，転倒リスクは軽減する。加えて，定期的に視野と視力（眼鏡が適切か）をチェックすることも忘れてはならない。転びづらい安全な靴も転倒リスクを軽減する。トレーニングの合間にこのような内容を伝えることも重要である。

維持・向上させる「適切な」サポートを得られなければならない。現在の身体能力を維持するだけのためにも，最低限毎日30分の運動が必要であるということを本人が知る必要がある。

　すべてのデイサービスセンターに，午前と午後に一度ずつ，あるいは1時間おきに，トレーニングとスクワットを実施することを推奨したい。トレーニングは，身体能力のみならず，高齢者の暮らしの質に決定的な影響を与えるものであり，デイサービスセンターという社会資源の礎になり得るだろう。学生の実習の場となったデイサービスセンターは，加齢のプロセスに対するトレーニングの重要性を早くから認識し，トレーニングを実践していた。そのうえで学生は，高齢者の筋肉量や筋力をトレーニングで維持し，高齢者自身の機能回復への意識を高めるために必要な新たな方法を学び，実践することができた。

### 3）個別目標トレーニンググループ（一人暮らし利用者グループ）

　学生は，家族と同居しておらず，また，積極的に介護保険サービスを利用していない一人暮らしの高齢者に注目した。そのような高齢者は，基本的なセルフケア能力と中間的なセルフケア能力，複雑なセルフケア能力に分類されるすべての行動を日々，自分一人でこなさなくてはならない（**図8-6** 参照）。

　まず学生は，このグループの高齢者と次のようなテーマで対話をした。

- 自宅での一人暮らしはどのようなものか
- 一人暮らしで大変なのはどのようなところか
- よい歳の取り方とは，一人暮らしのよさはどういうものか

この対話を通じて学生は，高齢者が願う自立的で活動的な生活を送り続けるための前提を学んだ。それはまさに，看護計画を立てる際に不可欠な知識である。自宅での活動的な生活を維持するための新たなチャンスや方法を見出し，それを支援することが重要になる。

　しかし，歳を重ねれば誰しもが筋力や筋肉量が減少していくなか，どのようにそれを維持できるだろうか。予防あるいは遅延させたい項目は以下のようなものである。

- 歩きが遅くなること
- 転びやすくなること
- ベッドからの起き上がりや椅子からの立ち上がりが徐々に難しくなること
- 日常の活動レベルが低下すること

　これらを予防，あるいは遅延させるためには，筋肉量や筋力の低下，バランスの低下をトレーニングすることが重要であり，そのトレーニングは，デイサービスセンターと自宅の両方で続けられる必要がある。

　実習では，次節以降で紹介する一人暮らしをする男性2名から，退院直後の自宅での生活や，長く暮らしを共にしてきた配偶者を亡くした後の生活の状況を学んだ。

## 6　退院後にどのように暮らしを組み立て直すか

### 1）家族からの支援を受けずに一人暮らしを続けた男性

#### （1）筋力や歩行能力，転倒リスクを評価する

　病院に長期入院した高齢者が自宅に退院する場合，その後の生活はまず暮らしの基盤を立て直すところから始めなければならない。実習では，病院からの退院後，家族や訪問系のサービスなどからの支援をできる限り受けずに，一人暮らしを続けている男性が協力してくれた。学生は，入院前後の暮らしぶりの変化について男性から学んだ（図8-18）。

　病院から退院後の生活の様子の聞き取りは，学生に基本的な学びを提供した。

　退院後，特に家族や訪問系のサービスによるサポートを受けずに一人で高齢者が生活を維持していくのには，たくさんの困難が伴う。入院中は24時間すべて

**図 8-18　退院後の一人暮らし生活について学生が聞く**

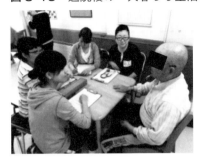

男性からは次のようなことが聞き取れた
- 体調を崩した後の身体の衰えについて
- 入院中に長く安静にしていたことによる身体の衰えについて
- 入院中のトレーニングについて
- 一人で暮らし続けたいという希望について
- 入院前と同じように，歩行やバランスの能力を回復させたいという希望について

のケアを受けて生活する。入浴や清潔保持をサポートしてもらい，毎日新しい病衣を準備してもらい，食事は時間通りに提供されて病室は掃除してもらえる。しかしながら，退院後はその日から，すべてを自分一人でこなさなければならなくなる。ベッドからの起き上がり，入浴，清潔な洋服を着るための洗濯，買い物や調理，そして掃除も自分でしなければならない。これらをすべて一人でこなすためには，大変なエネルギーが必要となる。退院後は身体的にも心理的にも入院前と同様にはできなくなることも多い。それでもこの男性は，入院前と同じように一人で生活をしていきたいと強く望んでいると学生に語った。

　その希望を叶え続けるためには何が必要か。それを知るために，学生はまず「椅子の立ち上がりテスト」を実施した。このテストでは，足の筋力を評価することができる。日々の生活をこなしていくために不可欠なものである。筋力が低下したままでは，転倒するリスクも増加する。

　「椅子の立ち上がりテスト」は，30秒間に椅子（肘掛けなしの椅子が望ましい）から何回立ち上がることができるかを計測する。対象者は安定した椅子の中央に座り，足は床にしっかりとつかせて，胸の前で腕を組んだ姿勢で実施する（**図8-19**）。

　「椅子の立ち上がりテスト」の次は，「タイムアップアンドゴーテスト」を実施した。このテストは，下肢筋力，バランス，歩行能力と転倒リスクを評価するものである。カラーテープと肘掛けのある椅子にストップウォッチさえあれば実施できる，シンプルなテストである（**図8-20**）。方法は次のようになる。

- 肘掛けのある椅子の前とそこから3メートル離れた場所にカラーテープを

**図8-19　椅子の立ち上がりテスト**

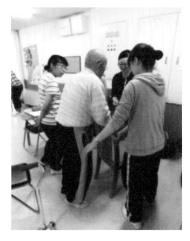

椅子の立ち上がりテストの指標
70〜74歳：12〜17回
75〜79歳：11〜17回
80〜85歳：10〜15回

**図8-20　タイムアップアンドゴーテスト**

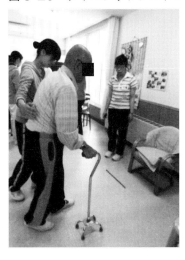

写真の男性のように，安全のため歩行の際に多点杖を使用するのも有効である。結果が14秒以上かかった場合には，歩行の安全性に懸念がある。転倒リスクがあることに注意しなければならない。

　貼る

- テストは，対象者が肘掛け椅子に座った状態から開始する
- 「ゴー」という声かけと同時にストップウォッチで計測を開始する
- 3メートル先に貼ったカラーテープの場所まで歩いて行き，折り返して再び椅子まで戻る

図8-21　自宅で行うトレーニングプログラムを一緒に考える

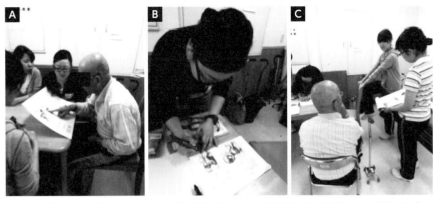

A，B：プランニングしたトレーニング内容を男性とともに確認している様子。一方的に伝えるのではなく，プランニングも含めて男性自身の主体性が重要であることを忘れてはならない。
C：自宅でバランストレーニングを安全に実施する方法を学生が男性に示している。
バランストレーニング：
- 片足立ちでバランスをとれるようにすること
- 膝を曲げずに足首と膝，腰がまっすぐなまま保つ
- およそ20秒以上，可能な限りバランスを保ち続ける
- もう片方の足も同じことを行う
- 両方を4〜5回ずつ行う

- 着席したときにストップウォッチを止める

　また，男性は，事業所のみならず自宅でもトレーニングを実施することを学生と約束した。そこで学生は，自宅で行う個別のトレーニングプログラムを一緒に考えることとした（図8-21）。

## （2）入院前から退院後のことを考える

　この男性は，入院期間中に筋肉量や筋力の低下のみならず，若干の体重減少もみられた。これもよくあることである。栄養不良は高齢者をより一層衰弱させ，退院後の体力回復を難しくさせる。言い換えれば，入院前のような体力やエネルギーは当たり前に回復できるものではなくなる。つまり病院は，治療を必要としていない限り，高齢者が長く滞在するべき場所ではないということだ。このように入院は，高齢者の特に退院後の生活に重大な影響をもたらす。北欧では，人は入院してもできるだけ早く退院したいと願い，本人も家族も「いつ退院できるの

か」とスタッフに尋ねる。入院が健康的な生活に大きな負荷をかけることを知っているからである。日本でも，入院日数を可能な限り短縮したいと，入院前から自分から意思表示することが重要となる。入院をめざした準備期間に，例えば次のような質問ができるだろう。

- 本当に入院が必要なのか。それはどういった理由からか
- 最短だといつ退院できるのか
- 入院期間中も毎日ベッドから出たい。それをサポートしてくれるか

この男性も，入院前の生活にできる限り近づきたいという目標を定めた。そのためには自宅でのトレーニングが重要であり，加えて体重を増やすことも考えなければならなかった。適切な体重にまで増量するためには，高タンパクと高カロリーの食品，例えば卵や魚，肉，そしてたくさんの果物や野菜をとることが重要である。なお，北欧では入院前，あるいは遅くとも入院初日には退院計画が立てられる。病院スタッフは高齢者特有の課題を認識しており，だからこそ平均在院日数が3.3日と短い。入院は，いわゆる身体の修理をするものくらいとしか考えられていない。

## 2) 配偶者を亡くした独居高齢者
### (1) 自宅でもできるトレーニングプログラムを一緒に考える

多くの高齢者は，どこかのタイミングで人生の脆さを実感する。体力が落ち，転びやすくなり，身体の動きも鈍くなる。それにもまして喪失感を増大させるのは，やはり配偶者や友人，同僚，隣人などを亡くしたときだろう。親しくしていた大切な人を亡くした喪失感は，どのように乗り越えられるのか。それを学ぶことは学生にとっても重要なことだ。

このような人がいるときには，本人にとって喪失がどのような意味をもたらしているのかを聞き，理解しながら本人を支える。実習の際には，一人暮らしの男性がいた。彼は週に数回デイサービスセンターへ通っていたが，事業所で会う人が彼の暮らしのなかの唯一の話し相手だった。

そこで学生は，まず自分たちにできることを知るために必要となる信頼関係を築こうと考えた（図8-22，8-23）。男性はすでにデイサービスセンターでのトレーニングを実施しており（図8-24），彼の身体機能は他の利用者よりも幾分高かったが，学生は日々のトレーニングの内容を変化させることで，さらに機能

**図 8-22　男性が必要としていることを学生が聞いている**

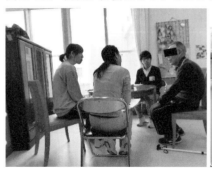 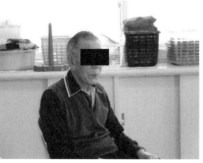

**図 8-23　一人暮らしの様子を語る男性**

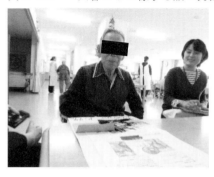

信頼関係を築くうえで対話するには難しい
テーマがある。例えば「孤独」について語
る場合がそうだ。しかし一方で，亡くした
人について語ることを好むこともある。

を向上させることもできると判断した。

　話を聞いていくと，男性は負荷のあるトレーニングプログラムを自宅でも行い
たいと考えていた。そこで，どのようなプログラムが適切かをアセスメントする
ために，学生はテストを実施した（**図 8-25**）。その評価結果を軸として，男性
と学生は 1 週間ごとに成果をみていくことにした。

　テストが終了し，トレーニングプログラムを考える材料が揃った後，男性と学
生は，トレーニングプログラムを検討した。男性は一人暮らしであり，家事をす
べて自分でこなさなければならない。基本的セルフケアから中間的セルフケアの
みならず，複雑なセルフケアもすべてこなす必要がある。そのため男性は，体力
をより一層向上させたいと願い，自宅でできる体操に関心を寄せた（**図 8-26**）。
そこで学生は，自宅でできる，より負荷のかかるトレーニングプログラムを作成
することにした。

**図 8-24　男性がデイサービスセンターで実施しているトレーニング**

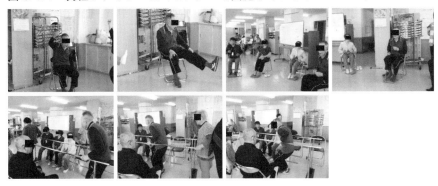

**図 8-25　男性と学生がタイムアップゴーテストを実施している様子**
①一人の学生がテストの内容を説明し，もう一人が計測している。

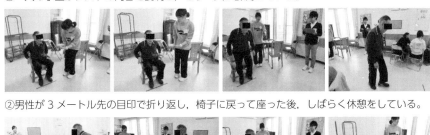

②男性が 3 メートル先の目印で折り返し，椅子に戻って座った後，しばらく休憩をしている。

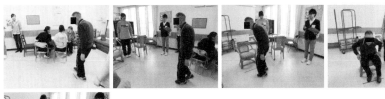

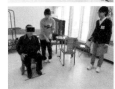

　また，**図 8-27** の写真は，男性と学生が自宅で行うトレーニングプログラム
を確認しているところである。バランストレーニングを自宅で安全に（テーブル
や椅子を利用して）実施する方法を確認している。
　学生は，自己評価の方法も男性に示した。結果が視覚化されることにより，ト

**図8-26　自宅できる体操**

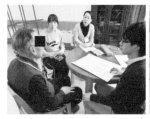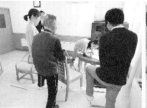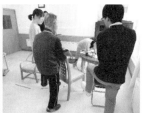

**図8-27　自宅でのトレーニングの内容について男性からの質問を学生が聞いている**

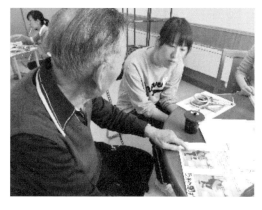

本人がトレーニング内容に納得していることが，より良い結果を導く前提条件となる。

レーニングを続けるモチベーションを保つことができる。

## (2) リハビリテーション看護の責任

　デイサービスセンターには，利用者の身体機能が低下しないように予防の義務があると考えるべきである。事業所はトレーニングを実施して，活動的な生活を維持できるように役割を果たさなければならない。座りっぱなしの状態をできる限り減らすこと。実習先となったデイサービスセンターは，多くの利用者の利益のために，その役割を早くから受け入れ，実践し続けていた。

　ADL機能の維持向上はベーシックケアの根幹であり，すべての看護師の基本的な役割である。それは病院や在宅ケア，デイサービスセンター，あるいは老人ホームなど，看護師がどのような場に属していようとも変わらない役割だ。そしてトレーニングを実施することは，PTやOTのみならず，ケアに携わるすべての者の責任である。

リハビリテーション看護では，対象者の人生で最高な機会をつかみとるための支援を看護師がどのように提供することができるかを学ぶ。そこに大変な労力が必要だったとしても，決して看護師自身があきらめてはならない。対象者の手を付けられていない能力を見つけ出し，それを育む責任が私たちにはある。

　それと同時に，リハビリテーション看護においては，慣習となっている事柄に対して注意を払うことも学ばなければならない。それによって対象者の自立や尊厳，自負心を向上させるどころか損なうこともあり得るからだ。

　デイサービスセンターの「日誌」を例にとって考えてみよう。この日誌は，利用者本人の様子について，スタッフが家族宛に記載する。これではまるで保育所のスタッフが子どもの両親に宛てて記載する「連絡帳」と同じだ。これらの日誌は誰のためにあるのか。事業所でその日あったことを家族に伝えるためなのであれば，利用者本人が直接家族に知らせればよい。紙媒体に記載することが重要だというのであれば，本人に記載してもらえばよい。そうすれば，利用者自身が自立や尊厳，自負心を保つことができる。このようにリハビリテーション看護は，高齢者が自分の人生を再びコントロールできるように支援していかなければならない。

## 7　その人を知る。そしてその人の見ているものを知る。

　看護師として支援を提供するためには，対象者の状況や不安等のすべてについてまずは知らなければならない。だが人は，それぞれ異なる身体機能を有しており，ライフストーリーや暮らしぶりも一つとして同じものはない。だからこそ全人格的なアセスメントがケアのプランニングに重要であり，一人ひとりの高齢者がそれぞれ何に価値を置いているのか，どんな考えをもっているのかを知り，理解することが重要である。

　デイサービスセンターでの実習中には，利用者と学生の関係性のなかで世代間の差を感じることなく，信頼関係を構築することができた。この信頼関係は，対象者をよく知り，より良い看護ケアを提供するうえで絶対的で必須となる前提条件である。

　高齢者と信頼関係を築くためには，まずは最初に会話を始めなければならな

い。しかしながらその際，あまり相応しくない話題もあることを知る必要がある。これまでの人生で経験してきたつらい出来事などもその一つだろう。一人暮らしの高齢者が孤独や喪失について語るのは難しいかもしれない。その人が心を開いて困難や考えについて語るには，どのように会話をスタートさせればよいかを学ばなければならない。

　残念ながら，どんな人も生きていればいつかは喪失を経験する。この「喪失」とはいったい何か。突如として仕事を失ったり，離婚，あるいはがんや脳梗塞などのように病を患うことも含まれる。配偶者や自分にとって重要な存在だった人を亡くす場合もあり得る。重大な喪失であれば，孤独，あるいは社会から排除された感覚に陥ることもある。

　そして人生の伴侶は，一人の人が最も信頼を寄せた相手である場合も多い。高齢になってから配偶者を亡くした人は，親密でプライベートな問題に関する会話を避けるようになる場合もある。配偶者を亡くして一人残された高齢者に接するとき，心温かなケアをいかに提供することができるか。それを学ばなければならない。

　デイサービスセンターはさまざまな経験が積み重ねられた人生の宝庫であり，リハビリテーション看護にとって重要な，より良い信頼関係を築く素晴らしい訓練の場でもある。学生は利用者との対話のなかで，その人がどのような人物で，自分の人生についてどのような見方をしているのかを知り，その人の悩みやニーズ，期待や希望等について理解する。

　高齢者の人生は，自分の声を直接聞いてくれる者を介して，この社会にその存在が浮かび上がるのだ。

# 学びの POINT

## 1. あなたの意見は？
・本章で一人暮らしの高齢者について学んだことを振り返ってみてください。

## 2. あなたに何ができるだろうか？
・あなたの祖父母とともに，孤独や喪失感について対話してみましょう。
・あなたの近くにいる高齢の家族や近所の人に，衰弱の連鎖について説明してみましょう。
・あなたの近くにいる高齢の家族や近所の人に，スクワットやバランストレーニングを指導してみましょう。
・あなたの近くにいる高齢の家族にライフストーリーを聞いてみましょう。

## 3. 看護倫理の視点から考えてみよう
・高齢者は，社会に対する影響力のまったくない，見えにくい存在でしょうか？
・自己決定や夢，幸せをあきらめることなく，人生のコントロールを高齢者自身に取り戻す必要はないでしょうか？

# おわりに

　本書を執筆するにあたり，以下の方々にさまざまなご支援ならびにご協力をいただきました。また，本書に掲載した多くの事例をご提供いただき，発刊に至るまでの確認や取りまとめにもご協力いただきました。ここに改めて謝意を表すとともに，深く感謝申し上げます。

- 三豊市立西香川病院
    - 運営相談役　仁井昌彦氏
    - 院長　大塚智丈氏
    - 看護部長　井川咲子氏
    - 事務部長　守谷高博氏
    - 新田仁美氏
- 宮本軍二氏，宮本朝子氏
- 前川大三氏，前川和美氏
- 池田泰明氏，池田さなみ氏
- 山梨県看護協会名誉会長　故 望月弘子氏
- 笹本会グループ代表・学校法人健康科学大学学長　笹本憲男氏
- 医療法人笹本会の職員と利用者の皆さま
- 山梨県立大学名誉教授　佐藤悦子氏
- 山梨県立大学教授　長坂香織氏
- 旭川大学
    - 理事長　山内亮史氏
    - 保健福祉学部長　髙波澄子氏
    - 図書館長　信木晴雄氏
- 磯山こずえ氏
- リハビリテーション看護の講義を受講した学生の皆さま
- 実習にご協力いただいた施設入居者および通所者の皆さま
- 本書執筆に際してご協力いただいたすべての高齢者の皆さま

2021年6月

レーネ・ホレンナー

# 索 引

## あ

アイコンタクト　91
アクティビティ　128
足首ベルト　59
アセスメント　17, 24, 26, 39, 48, 68, 88,
　98, 109, 152, 168
安全　102, 133, 140
安全対策　64
医原性　59
移行期のケア　47
医師　8
意思決定　57
移乗　48, 75, 107, 117, 153
椅子トレーニング　149
椅子の立ち上がりテスト　160
医療費　4
胃ろう　106
インスリン自己注射　40
インタビュー　91
ウォーキングランジ　155
栄養管理　6
エクササイズ　113
エンパワメント　71

## か

介護スタッフ　8, 12, 23, 30, 58, 77, 92
外出　79
回復期　8
回復期病院　9, 22, 46
外面的プロセス　22
買い物　79, 153
家族　54
家庭医　4, 5, 6
加齢　55, 65
看護学生　88
看護教育　93

看護師　8, 14, 23, 26, 30, 47, 88, 98, 131
看護実習　88
看護倫理　93, 98, 134
患者会　37
患者中心チームワークモデル　24, 26
機能維持　6, 88
機能訓練　22, 25, 30, 49, 55, 109
機能的自立度評価法　17
基本的日常生活動作　146
急性期病院　48
虚弱高齢者　6
記録　30, 66, 83
筋力　22, 55, 123
靴　110
くも膜下出血　22
グループトレーニング　34, 73, 117, 148
グループワーク　98
車椅子　12, 51, 58, 64, 69, 80, 95, 102, 108,
　133, 140, 149
ケアマネジャー　57
血圧測定　93, 147
言語聴覚士　23
言語聴覚療法　22
後遺症　46, 112, 131
幸福感　67
高齢者　13
高齢者差別　93
ゴール・ボード　26
ゴール・ミーティング　14, 26
骨折　6
コミュニケーション　135
コンプライアンス　43

## さ

在宅ケア　2, 7
在宅復帰率　126

作業療法　22
作業療法士　23, 68
参画　5
酸素療法　155
散歩　75, 153
3 メートル往復歩行テスト　129
自己決定　2, 5
自信　3
施設　90
施設間連携　59
自尊心　3, 8, 19, 66
自宅改修　56
実習　88, 108, 134, 140
主体性　5, 60
手段的日常生活動作　146
食事　77, 96
自立心　2, 8
身体機能　12, 22, 58, 67, 73, 108, 140
身体的プロセス　23, 34, 36, 53
心理的葛藤　23
心理的プロセス　22, 36
衰弱の連鎖　140
スクワット　113, 117, 121, 151, 154
ストローク・クラブ　53
セカンドオピニオン　9, 60
セルフケア　32, 48, 145, 165
尖足　59
喪失感　163

**た**

退院計画　39, 43
体操　6
大腿筋テスト　131
タイムアップアンドゴーテスト　160
対話　103, 108, 141
対話の姿勢　142
多職種連携　135
立ち上がり訓練　33, 56
立ち上がりテスト　130

脱水　6
多点杖　49
チームワーク　7, 18, 24, 28, 48, 82
昼食　76
調理トレーニング　39
杖　51, 75, 115
杖歩行　51
デイケアセンター　7, 50
デイサービスセンター　7, 50, 64, 82, 140, 168
手すり　121
転倒　6, 64, 108, 114, 133
電動ベッド　56
デンマーク　2, 7
トイレ　32, 49, 74, 106, 153
糖尿病　40
特別養護老人ホーム　44, 88, 106
独居高齢者　163
トレーニング　5, 12, 33, 47, 67, 109, 140, 148

**な**

内面的プロセス　22
難聴　92, 144
日常生活動作　17, 109
日本　7
尿路感染症　6
認知症　101
寝たきり　19, 51, 106, 140
脳梗塞　9, 22, 41, 46, 96, 112, 117, 131
脳出血　22, 41
脳卒中　22, 27

**は**

バーセルインデックス　109
パーソンセンタードケア　5
パートナーシップ　60, 103, 115, 134
バートレーニング　154
排泄　74, 106

バイタル測定　66, 83
履き物　110
バランストレーニング　118, 121, 124, 156
パワーバランス　135
ピアグループ　37
引きこもり　140
一人暮らし　159
批判的思考　135
病院の自由選択制　4
敏捷性　157
服装　36
服薬管理トレーニング　40
プランニング　110
プレゼンテーション　98
平均在院日数　5, 8, 30, 60
平行棒　121, 154
ペイシェント・スクール　37, 52
方向転換補助具　48
訪問看護師　4
訪問ヘルパー　4
ホームケアラダー　146
歩行器　81
歩行トレーニング　113

**ま・や**

麻痺　56, 112, 116, 120, 131
予防　6

**ら**

ライフストーリー　143, 167
理学療法　22
理学療法士　13, 23, 47, 68
立位保持　49
リハビリテーション　22, 47
リハビリテーション看護　88, 90, 103, 106, 133, 137, 140, 167
倫理　93, 98
ルーティンワーク　101
レクリエーション　66, 95, 101
連絡帳　66, 167
老人ホーム　2, 9, 44, 58, 88, 106

**ABC**

ADL　109, 167
BADL　146
FIM　17
IADL　146
OT　23, 68, 167
PT　13, 23, 27, 47, 68, 167
ST　23
TUG　129

# 著者・訳者紹介

## 著者

### レーネ・ホレンナー（Lene Hollænder）

1948 年生まれ。デンマークのオーフス大学で学び，1999 年看護学修士取得。25 年以上にわたり，コペンハーゲン市における高齢者・障害者のための社会的サービスおよび在宅介護サービスの維持発展に貢献。その後，スカンジナビア在宅介護コンサルタント（Scandinavian Home Care Consult）社とコペンハーゲン介護アカデミー（Copenhagen Care Academy）を設立し，同コンサルタント社社長，アカデミー理事長として，デンマークの先進的な社会福祉・保健介護部門で培った経験と成果を，海外へ紹介・普及させてきた。

日本には日本看護協会などの招きで 1988 年に初来日。以後，来日を繰り返し，デンマークにおける実践にヒントを得た，滋賀県水口町の 24 時間巡回型サービスの立ち上げなどにかかわる。その後も，香川県や山梨県など全国各地の医療機関・介護施設等において，デンマークの実践に基づくリハビリテーション看護の手法などを取り入れ，コンサルテーションにあたってきた。また，旭川大学でも 8 年間教鞭をとり，看護学生の指導にもあたり，2017 年 3 月に退官した。

## 監訳者

### 公益財団法人日本訪問看護財団

1985 年に日本看護協会組織内に設置された「訪問看護開発室」を前身として 1994 年に設立した財団法人日本訪問看護振興財団が，2012 年 4 月より公益財団法人化された組織。訪問看護をはじめとする在宅ケアの質的・量的拡充を図り，病気や障がいがあっても安心して暮らせる社会をめざし，訪問看護等在宅ケアの事業に従事する人材の育成や事業運営等の支援，調査研究，訪問看護等在宅ケアの事業運営を通して情報の提供および制度改善等の政策提言を行うとともに，訪問看護等在宅ケアの推進に努め，もって国民の健康と福祉の向上に寄与することを目的としている。

## 訳者

### 高波千代子（たかなみ・ちよこ）

医療法人稲生会企画戦略室長。社会福祉士，公共政策学修士，北海道大学大学院法学研究科博士後期課程社会保障法専攻在学中。著者が旭川大学に就任した初年度から講義通訳を担当。

## 原著英訳協力

### ラーズ・ホレンナー・アペル（Lars Hollænder Apel）

政治社会学修士。デンマーク国営放送（TV2 News Denmark）

○著者への問い合わせなどは，下記アドレスまでご連絡ください。読者の皆さまからのご意見をお待ちしています。
　rehabilitationkango@gmail.com

# 高齢者の機能維持・向上をめざす看護ケア
## —施設・在宅におけるリハビリテーション看護の実践

2021 年 7 月 20 日　発行

| | | |
|---|---|---|
| 著　　　　者 | レーネ・ホレンナー |
| 監　　　　訳 | 公益財団法人日本訪問看護財団 |
| 訳　　　　者 | 髙波千代子 |
| 原著英訳協力 | ラーズ・ホレンナー・アペル |
| 発　行　者 | 荘村明彦 |
| 発　行　所 | 中央法規出版株式会社 |

　　　　　　　　〒110-0016　東京都台東区台東 3-29-1　中央法規ビル
　　　　　　　　営業　TEL 03-3834-5817　FAX 03-3837-8037
　　　　　　　　取次・書店担当　TEL 03-3834-5815　FAX 03-3837-8035
　　　　　　　　https://www.chuohoki.co.jp/

装幀デザイン・印刷・製本　永和印刷株式会社

ISBN　978-4-8058-8272-6
定価はカバーに表示してあります
落丁本・乱丁本はお取り替えいたします

本書の内容に関するご質問については，下記 URL から「お問い合わせフォーム」にご入力いただきますようお願いいたします。
https://www.chuohoki.co.jp/contact/